Doris Braune

W0328936

Die naturheilkundliche und homöopathische Begleitung bei operativen Eingriffen

BELLIS
Frauenschule für Homöopathie
und Naturheilkunde

Auflage 2012
Fotos: Doris Braune; Belladonna: Fotolia/emer
Umschlagfoto: Fotolia/Evgenykorshenkov
Schriftlizenz für den Umschlag: „Rennerprivat“ von Ingo Renner
www.myfont.de
Lektorat: Ingeborg Attar
Karin Brinkord
Layout, Satz und Umschlaggestaltung: Mara Schütz
Herausgeberin: Bellis-Frauenschule für Homöopathie und Naturheilkunde
UWS Druck Stuttgart

Außer zum unmittelbaren persönlichen Gebrauch darf kein Stück dieses Ratgebers ohne Genehmigung der Autorin vervielfältigt oder gedruckt werden.
Dieser Ratgeber bietet lediglich Informationen und Selbsthilfehinweise, er ersetzt auf keinen Fall medizinische Diagnosen und Therapien.

ISBN : 978-3-00-038542-1

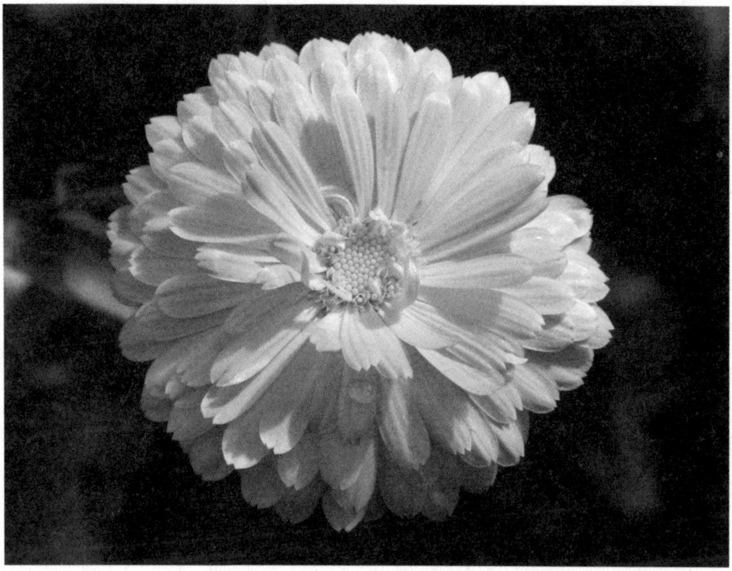

Herausgeberin:
Bellis-Frauenschule für Homöopathie und Naturheilkunde

Die naturheilkundliche und homöopathische Begleitung bei operativen Eingriffen

bei operativen Eingriffen allgemein
bei „Frauenerkrankungen“
bei „Männererkrankungen“
bei Krebserkrankungen
zur Stärkung des Immunsystems
die naturheilkundliche und homöopathische Behandlung bei Alltagserkrankungen

Autorin des Ratgebers:

Doris Braune, Heilpraktikerin
Praxis für klassische Homöopathie
70378 Stuttgart, Scillawaldstrasse 75
Telefon 0711-505 14 23, Fax: 0711-505 14 24
eMail: **info@homöopathie-praxis-braune.de**
Internet: **www.homöopathie-praxis-braune.de**

Informationen über Kurse, Seminare und die
Bellis-Frauenschule für Homöopathie und Naturheilkunde unter der
Webseite: **www.bellis-frauenschule.de**

Inhalt

Ich widme dieses Buch meinem Mann Gerd und meinen beiden Kindern Lilli und Jorge.

Darüber hinaus widme ich diesen Ratgeber allen Menschen, mit denen ich ein Stück meines Lebenswegs gemeinsam gehe und mit denen ich viele Ideen und Projekte verwirklicht habe und sicherlich noch verwirklichen werde. Einen wichtigen Platz nehmen dabei meine Kolleginnen aus dem feministischen Frauengesundheitszentrum Stuttgart ein sowie meine mir lieb gewordenen Kolleginnen aus dem Berufsverband für Heilpraktikerinnen, Lachesis e. V. und ganz besonders die Kolleginnen unserer 2009 gegründetet Bellis-Frauenschule für Homöopathie und Naturheilkunde. Diese Broschüre wäre nicht möglich geworden ohne das Lektorat durch meine Freundin Ingeborg Attar und das Layout sowie die Umschlaggestaltung durch Mara Schütz.

Ich widme diesen Ratgeber darüberhinaus all den Menschen, die sich an vielen Orten der Welt engagieren für eine lebenswerte Welt, in der wir respektvoll mit unseren Mitmenschen und der uns umgebenden Natur umgehen. Als Stuttgarterin seit über 30 Jahren gilt dies besonders den vielen jungen und alten Park- und Stadtschützern und -schützerinnen, die sich der Zerstörung unseres Schlossparks, unserer Grund- und Mineralwasservorkommen und unserer Stadt entgegenstellen.

Stuttgart den 1. Mai 2012 Doris Braune

1. Warum ein solcher Ratgeber?

Operative Eingriffe haben in vielen Fällen Leben gerettet und bei vielen Menschen die Lebensqualität verbessert. Operative Eingriffe sind die ultima ratio, die letzte Möglichkeit medizinisch einzugreifen, wenn die Krankheitssymptome nicht mehr zu ertragen sind oder gar das Leben des Patienten/in bedrohen. Erfreulicherweise hat es im Bereich der Chirurgie viele Fortschritte gegeben wie minimalinvasiven Operationstechniken.

Trotzdem bleibt jeder operative Eingriff immer ein Trauma, das dem/der Patienten/in zugefügt wird und bedeutet, neben der ursächlichen Erkrankung, eine schwere Belastung für das Immunsystem beziehungsweise, für die Lebenskraft.

Obwohl sich bestimmte Bereiche in der Medizin wie (beispielsweise) die Chirurgie mit Riesenschritten entwickelt haben, bleibt der medizinische Fortschritt beim Heilen von schweren chronischen Erkrankungen aus. So segensreich ein künstliches Gelenk bei einer Arthrose sein kann, so ist (beispielsweise) an der Zunahme von Knie- und Hüftgelenks-Operationen zu sehen, dass es in der Schulmedizin keine Heilungskonzepte für die Zerstörung des betreffenden Knorpels gibt, sondern nur eine, allerdings immer perfektere, Beherrschung der Auswirkungen von Krankheitssymptomen. Dies gilt im Übrigen für alle chronischen Erkrankungen – von den Erkrankungen des rheumatischen Formenkreises angefangen über Autoimmunerkrankungen, die man als die Erkrankungsweise unserer heutigen Zeit betrachten kann, ebenso wie für Krebserkrankungen.

Neben den Operationen ist das zweite Bein der heutigen modernen Medizin die medikamentöse Beherrschung von Krankheitssymptomen. Dies ist eine sehr mechanische Betrachtungsweise von Heilung und wie wir sehen können, gelingt es der modernen hochtechnisierten Medizin auch nur sehr bedingt, kranke Menschen zu heilen.

Unbenommen bleibt die Fähigkeit der Hochleistungsmedizin bei einer Vielzahl von Erkrankungen, Behandlungskonzepte entwickelt zu haben, die vielen chronisch kranken Menschen Lebensqualität und Lebensverlängerung verschaffen. Aber an der Zunahme von Krebserkrankungen, Autoimmunerkrankungen und weiteren chronischen Erkrankungen und der Anzahl der Menschen, die trotz Hochleistungsmedizin daran sterben, zeigen sich auch die Grenzen dieser Medizin.

Ganzheitliche Therapieansätze wie die klassische Homöopathie versuchen vor allem, akute Erkrankungen „auszukurieren", indem sie die Selbstheilungskräfte des Immunsystems stärken und durch ein tiefgreifendes homöopathisches Arzneimittel auch die vorhandenen „Krankheitswurzeln" behandelt werden. Insbesondere bei akuten Erkrankungen ist es für das Immunsystem sehr wichtig, dass diese Erkrankungen ausgeheilt und die Krankheitssymptome nicht nur medikamentös unterdrückt werden. Ob es sich um eine Blasenentzündung handelt, eine Angina, eine Bronchitis oder auch ein Hautekzem, in den seltensten Fällen sind die in der Schulmedizin verwendeten hochwirksamen Medikamente notwendig, da sie ja – wie beispielsweise Cortison oder Antibiotika – immer auch viele Nebenwirkungen haben. Die meisten dieser akuten Infektionen lassen sich mit etwas Zeit und alten Hausmitteln ausheilen. Dies stärkt das Immunsystem des Menschen für die Zukunft, verringert das Risiko einer chronischen Erkrankung und verbessert außerdem die Heilfähigkeit des Körpers, wenn doch ein operativer Eingriff unumgänglich werden sollte.

Jedes Jahr erkranken circa 600 000 Menschen in Krankenhäusern an einer Infektion mit antibiotikaresistenten Keimen. Circa 15 000 Menschen jährlich überleben dies nicht. Neben Verbesserungen in der Krankenhaushygiene sind auch die Lebenskraft beziehungsweise ein starkes Immunsystem entscheidend dafür, ob Menschen einen operativen Eingriff gut überstehen und wieder gesund werden.

Eine Schwachstelle der heutigen Medizin ist, dass Gesundheit längst eine hochprofitable Ware geworden ist. Profitinteressen von Pharmakonzernen entscheiden maßgeblich darüber, wofür die Beiträge der Krankenversicherten ausgegeben werden. Mit einer gewissen Häme wurden vor einigen Jahren beispielsweise Yoga- und Bauchtanzkurse als reine Wellness-Veranstaltungen aus dem Leistungskatalog der gesetzlichen Krankenkassen gestrichen – zusammen mit vielen altbewährten Hausmitteln bei grippalen Infekten und anderen akuten Erkrankungen. Stattdessen wurde die schnelle Wiederherstellung der Patienten für den Berufs- und Schulalltag verordnet: durch hoch wirksame Medikamente mit vielen Nebenwirkungen. Heutzutage gilt der Leitsatz: Keine Zeit fürs Kranksein, denn Zeit ist Geld. Ein großer Teil der Gesundheitsbranche hat sich dieser oft sehr kurzsichtigen Sichtweise unterworfen. Als „Beweis" für die Richtigkeit dieser Sichtweise wird das angeblich steigende Lebensalter in der Bevölkerung genannt. Es gibt aber bis jetzt noch keine fundierten Untersuchungen darüber, was ursächlich zu der bis dato gestiegenen Lebenserwartung geführt hat und ob diese Entwicklung weiter anhalten wird oder ob die Lebenserwartung aufgrund ansteigender schwerer Erkrankungen wie Krebs und Autoimmunerkrankungen nicht stagnieren oder gar sinken wird.

Ein weiterer Schwerpunkt dieses Ratgebers liegt auf der Begleitung von operativen Eingriffen in der Frauenheilkunde. Dieser Schwerpunkt hat sich aus meinem Engagement in der Frauengesundheitsbewegung entwickelt. 1995 stieg ich zusammen mit einigen Heilpraktiker-Kolleginnen in das schon viele Jahre bestehende Projekt „Feministisches Frauengesundheitszentrum (FFZG) Stuttgart" ein. In unserem FFGZ bieten wir bei gynäkologischen Beschwerden und Erkrankungen Beratungen in einer den weiblichen Körper wertschätzenden Art und Weise an. Dazu gehören Aufklärung und Beratung über weibliche Fruchtbarkeit und Verhütungsmöglichkeiten mit weniger Nebenwirkungen als durch die Pille und die Spirale. In die gesellschaftlichen Debatten zur weiblichen Gesundheit mischen wir uns mit großer Regelmäßigkeit kritisch ein.

Ich habe in vielen Jahren durch meine Arbeit im Stuttgarter FFGZ die Erfahrung gemacht, dass unser Medizinsystem vor allem eines fördert: Eine große Unkenntnis über den eigenen Körper. Besonders in der Frauenheilkunde wird das erschreckend deutlich: Die hormonelle Manipulation des weiblichen Körpers über Jahrzehnte, mit erhöhtem Risiko an Brustkrebs zu erkranken, ist heute medizinische Routine ohne wirklich notwendig zu sein.

Eine Schwangerschaft wird mit einem hohen Aufwand kontrolliert und medikamentös begleitet (beispielsweise durch massenhafte Verordnung von Eisentabletten oder neuerdings Vitamin D/ Folsäure). Bei einem Drittel der Geburten wird ein Kaiserschnitt vorgenommen.Männer haben ein anderes Verhalten in Bezug auf ihre Gesundheit. Dazu gehört, dass sie auch bei deutlichen Krankheitssymptomen erst sehr spät ärztliche Hilfe suchen – wodurch sich häufig die Behandlungsaussichten verschlechtern. Auf der anderen Seite riskieren Männer weniger an den Auswirkungen einer Medikation zu erkranken, die als sogenannte Prävention oder auch als Lifestyle-Medikation nicht der Behandlung einer Krankheit dient, sondern einem angeblich „gesünderen und besseren Leben" – wie das bei den Wechseljahrhormonen für Frauen der Fall war und trotz aller bekannt gewordenen Risiken immer noch ist. Gesundheit und Krankheit werden nach den Kriterien einer Warengesellschaft definiert: In dieser Definition ist Gesundheit die äußerliche Makellosigkeit und die Funktionsfähigkeit der Organe nach den vom Medizinbetrieb definierten Normen. Da bekommen junge Mädchen oft schon im Alter von 14 Jahren Hormonpräparate verschrieben, um ihre Akne zu behandeln. Frauen jeglichen Alters werden mit Hormonen behandelt: Wegen Beschwerden in den Wechseljahren, zur Verhütung, damit eine Schwangerschaft eintritt und aus vielen Gründen mehr. Nach mehr als fünfzehn Jahren Erfahrung mit dem Medizinbetrieb vor allem in der Gynäkologie ist meine Schlussfolgerung: Den vielen unnötigen und zumeist auch gesundheitsschädlichen Eingriffen durch Medikamente oder Operationen kritisch gegenüberzustehen und nicht jede neue Norm, die der Medizinapparat vorgibt, für ein Gesetz zu halten.

Doch, wie schon eingangs gesagt, gibt es einen Zeitpunkt im Verlauf einer Krankheitsgeschichte, an dem der operative Eingriff oft unumgänglich ist. Der hier vorliegende Ratgeber möchte Sie darin unterstützen, solche Operationen durch den Einsatz von naturheilkundlichen und homöopathischen Mitteln selbst begleiten zu können, wodurch Sie die Heilfähigkeit ihres Körpers stärken und ihr Immunsystem verbessern können.

2. Über den Gebrauch dieses Ratgebers

Dieser Ratgeber ist eine Zusammenstellung von homöopathischen und naturheilkundlichen Mitteln, mit denen Sie operative Eingriffe oder auch schulmedizinische Behandlungen, wie sie bei Krebserkrankungen notwendig sind, unterstützen können. Der Ratgeber richtet sich an Laien und medizinisch ausgebildete Menschen.

Jede Operation stellt ein Trauma, eine große Belastung für Ihren Körper und Ihre Seele, dar. Eine homöopathische Begleitung kann diese Belastung reduzieren und den Heilungsverlauf unterstützen und beschleunigen.

Der Ratgeber umfasst einige Tipps aus dem Bereich der Naturheilkunde und der Ernährung, mit denen ich in der Operationsbegleitung und zur Stärkung der Lebenskraft gute Erfahrungen gemacht habe. Der Schwerpunkt liegt auf der homöopathischen Begleitung.

Dieser Ratgeber ist anwendbar bei allen operativen Eingriffen. Der Schwerpunkt meiner Erfahrungen liegt jedoch auf der Begleitung operativer Eingriffe im gynäkologischen Bereich.

Lesen Sie den Ratgeber in aller Ruhe und nicht erst unmittelbar vor einem notwendigen operativen Eingriff. So können Sie sich mit den Grundzügen dieser Behandlungsweise etwas vertraut machen.

Wenn Sie nicht daran interessiert sind, das Grundprinzip der Homöopathie zu verstehen, oder im Gegenteil damit bereits vertraut sind, können Sie das erste Kapitel „Was ist Homöopathie" überspringen. Für Leserinnen und Leser, denen die Grundzüge einer homöopathische Behandlung bisher unbekannt sind, gilt: Halten Sie sich an die Angaben zur Dosierung und Indikation.

2.1. Was ist eigentlich Homöopathie?

Homöopathie ist eine Therapieform, mit der alle Erkrankungen behandelt werden können, auch schwere chronische Erkrankungen wie Krebs, Diabetes usw. Manche schulmedizinische Behandlungen und Operationen können sinnvoll und ergänzend sein.

Der Grundgedanke der Homöopathie ist, Ähnliches mit Ähnlichem zu heilen.

So wird in der Homöopathie eine Verbrennung ersten und zweiten Grades (Rötung, Brandschmerz) nicht mit kaltem Wasser, sondern mit etwas „Brennendem“, zum Beispiel Essig, behandelt. Durch den Essig wird der Brandschmerz für einige Sekunden noch intensiver und lässt dann nach oder verschwindet ganz. Die allopathische Medizin (Schulmedizin) hingegen bekämpft den Verbrennungsschmerz, indem die Brandwunde unter kaltes Wasser gehalten wird. Durch das kalte Wasser werden die Nerven in dem verbrannten Gebiet betäubt und der Brennschmerz wird geringer oder verschwindet gänzlich. Allerdings ist der Schmerz oft wieder da, wenn die Brandwunde nicht mehr unter kaltes Wasser gehalten wird. Auch noch Tage nach der Verbrennung können die Brandschmerzen vorhanden sein. Die Allopathie versucht das Krankheitssymptom zu beseitigen. Die Homöopathie handelt nach dem „Ähnlichkeitsgesetz“.

Samuel Hahnemann, der Begründer der klassischen Homöopathie, hat diese Ähnlichkeitsregel entdeckt, als er 1870 eine Arzneimittellehre über die Chinarinde übersetzte. Chinarinde war damals das einzige wirksame Mittel zur Behandlung von Malaria. Hahnemann nahm Chinarinde im Selbstversuch ein und entwickelte daraufhin die für Malaria typischen Symptome. Dieses Wissen um das Ähnlichkeitsgesetz ist ein uraltes Heilwissen der Menschheit. Samuel Hahnemanns Verdienst liegt darin, dass er durch diese Arzneimittelprüfung eine Methode entwickelt hatte, mit der man die Heilfähigkeit jeder Substanz herausfinden kann. Die Substanzen stammen meist aus dem Naturreich der Pflanzen, Mineralien oder Tiere. Es gibt aber auch Substanzen, die aus Krankheitserregern und zunehmend aus synthetischen Stoffen gewonnen werden, welche typisch sind für unsere heutige Zeit, wie beispielsweise raffinierter Zucker.

Die Symptome, die bei den Prüfungen auftauchen, werden aufgeschrieben. Ein großer Teil der Arzneimittelprüfungen wurde von den Homöopath/innen im Selbstversuch durchgeführt. Aufgezeichnet wurden Symptome, die durch die Einnahme des homöopathischen Mittels neu auftauchen. Unter Symptomen verstehen wir alles, was den körperlichen, seelischen oder geistigen Zustand des Menschen in dieser Phase charakterisiert: Körperliche Symptome wie Schmerzen, Schwellungen usw., aber auch Empfindungen, Stimmungen, Gefühle, Träume, oder eine Veränderung im Verlangen nach oder der Abneigung gegen bestimmte Lebensmittel.

Ganz wichtig sind vor allem die Modalitäten, die genauere Beschreibung des Symptoms.

- Wann werden die Schmerzen schlimmer?
  Morgens, mittags, abends?
- Was tut gut, Kälte oder Wärme, wie fühlt sich das an?
  (Beispiel: „Als hätte sie ein Band um den Kopf")

Durch die Arzneimittelprüfungen wurde die dem jeweiligen homöopathischen Mittel innewohnende Heilwirkung herausgefunden. Im Gegensatz zur Schulmedizin und allen Therapierichtungen, bei denen die Symptome therapiert werden, reicht es bei der Homöopathie nicht aus, die Krankheit benennen zu können, um das Heilmittel zu finden. Für eine Gallenkolik beispielsweise können bei verschiedenen Menschen unterschiedliche Mittel in Frage kommen, je nachdem, wie sich bei ihnen diese Gallenkolik zeigt.

In den letzten Jahren wurden in aller Heimlichkeit auf EU- Ebene verschiedenen Gesetze in Bezug auf naturheilkundliche und homöopathische Arzneimittel erlassen, die viele naturheilkundliche Mittel vom Markt verbannt haben. Ebenso sind Arzneimittel-Verreibungen und die orale Einnahme, die Arzneimittelprüfung den Homöopathinnen und Homöopathen weitgehend untersagt. Die seit über 2 Jahrhunderten an sich selbst praktizierte Arzneimittelprüfung wurde als „unethischer Menschenversuch" gebrandmarkt. Damit hat es die EU Behörde geschafft, die Weiterentwicklung der homöopathischen Therapie ebenso wie den Einsatz von jahrhundertlang bewährten Heilmitteln zu verbieten. Die meisten Menschen haben von diesen Gesetzten, die sehr wohl ihr alltägliches Leben und vor allem ihre Gesundheit bestimmen, nichts gehört und sofern vorher ein Artikel in der Zeitung erschien, war den meisten die Tragweite nicht bewusst.

2.2. Möglichkeiten und Grenzen der Selbstbehandlung

Eine gute homöopathische Behandlung setzt voraus, dass die Behandler/innen eine umfassende Kenntnis des homöopathischen-Arzneimittelwisses haben. Es ist allerdings auch für Laien möglich, in ganz konkreten Fällen Homöopathie einzusetzen.

Voraussetzung ist, dass die Ursachen der Beschwerden bekannt sind.

Ein operativer Eingriff versetzt jeden Menschen in einen ähnlichen Zustand, da ein bestimmter operativer Eingriff bei jedem Menschen die gleiche Art von Verletzung auslöst. Die sonst sehr mühselige und schwierige Suche nach dem individuell ähnlichsten Arzneimittel lässt sich hier in ein auch für Laien benutzbares einfaches Schema bringen:

Beispiel Nr. 1

- Folge von Gewebeverletzung und Quetschungen
- Folge eines operativen Eingriffs heilt schneller durch die Mittelgabe von **Arnika.**

Beispiel Nr. 2

Nach jedem größeren Schnitt mit einem Skalpell beschreiben die Patienten und Patientinnen einen brennenden Schmerz. Dies und die Art der Verletzung deuten auf das homöopathische Mittel **Staphisagria** hin und es wird durch die Einnahme schnell zu einem Abklingen der Schmerzen und zu einer schnelleren Heilung der Schnittwunde kommen.

Die Grenze der Selbstbehandlung ist immer dann erreicht, wenn die in dem Schema genannten Mittel bei Ihnen keine positive Wirkung haben.

2.3. Was zählt zu den homöopathischen Mitteln?

Verbreitet sind homöopathische Arzneimittel, bei denen verschiedene Wirkstoffe kombiniert sind. Diese haben mit der hier beschriebenen Homöopathie nichts zu tun, da es bei solchen Komplexpräparaten (Mischungen aus verschiedenen homöopathischen Einzelmitteln) keine Arzneimittelprüfungen gibt und wir die spezifische Heilwirkung nicht kennen. Komplexpräparate können bei verschiedenen Erkrankungen sehr wirkungsvoll sein, aber sie können nicht nach den Gesetzmäßigkeiten der klassischen Homöopathie angewendet werden (mit der Prüfung als Grundlage allen Wissens für die Anwendung).

Bei jeder Arzneimitteleinnahme soll nur ein Mittel genommen werden. Es sollten wenigsten 10 Minuten zwischen der Einnahme zweier verschiedener homöopathischer Arzneimittel liegen, damit Ihr Organismus auf den jeweiligen Arzneimittelreiz reagieren kann.

Wenn Sie mehrmals am Tag Globuli einnehmen sollen, dann hat sich ein Zeitabstand von ein bis zwei Stunden bewährt. In akuten Situationen (z. B. bei schnell zunehmenden Schwellungen bei einer allergischen Reaktion) können Mittel auch alle 5 bis 10 Minuten eingenommen werden.

3. Die Potenz eines homöopathischen Arzneimittels

Ein zweiter wichtiger Unterschied zu den allopathischen Medikamenten ist die starke Verdünnung der homöopathischen Medikamente. Die Wirksubstanzen werden mit Milchzucker oder Alkohol immer wieder verdünnt und dabei verrieben oder verschüttelt. Samuel Hahnemann entwickelte diese Form der Verdünnung, da einige der Grundsubstanzen sehr giftig sind. Es ist ein Fehlglaube, dass Pflanzen an sich sanfte Medikamente sind. Viele sehr giftige Pflanzen wie die Tollkirsche oder der Eisenhut gehören zu unseren wichtigen homöopathischen Arzneimitteln. Bei der Herstellung der homöopathischen Medikamente wurde die Erfahrung gemacht, dass es möglich ist, diese Wirkstoffe so stark zu verdünnen, dass sie nicht mehr giftig sind und trotzdem ihre Heilwirkung behalten.

In den Arzneimittelprüfungen und in der Behandlung von Erkrankungen bestätigt sich die Erfahrung, dass die Mittel umso stärker wirken, je größer der Verdünnungs- und Verreibungsgrad ist. Man könnte sagen, bei der Verreibung und Verschüttelung wird die Wirkung des Arzneimittels auf eine höhere Energieebene gebracht.

Es gibt folgende Potenzen:

D-Potenzen
werden immer im Verhältnis 1:9 verdünnt (1 Teil Arzneisubstanz und 9 Teile Milchzucker)

C-Potenzen
werden immer im Verhältnis 1: 99 verdünnt

LM-Potenzen
werden im Verhältnis 1: 50 000 verdünnt

Hinter dem jeweiligen Buchstaben steht eine Ziffer: **D3/D6/D12** oder **C30/C200/C1000**. Das bedeutet bei der **C30**-Verdünnung, dass 30 Mal ein Teil des Stoffes mit dem Trägerstoff verrieben oder verschüttelt wurde, wobei bei jedem Potenzierungsschritt auf die zuvor entstandene Verdünnung zurückgegriffen wurde. Die niederen **D/C** Potenzen bis etwa **D20/C20** entfalten ihre Wirkung stärker auf der körperlichen Ebene, die höheren Potenzen ab **C30** beziehungsweise **D30** haben zudem noch eine starke Wirkung auf der seelischen und geistigen Ebene. Nach einer schweren Operation haben Sie außer den körperlichen Symptomen, den Gewebeverletzungen, immer auch den seelischen Verletzungsschock. Das heißt, so ein Ereignis hat bei jedem Menschen auch Auswirkungen auf sein seelisches und geistiges Empfinden, zumindest für eine Weile. Deshalb ist es ratsam, die **C30** Potenz zu wählen.

In manchen Fällen kann es richtig sein, mit niederen Potenzen oder auch mit Urtinkturen auf der Organebene einzuwirken. Dies ist vor allem bei sehr geschwächten oder hoch betagten PatientenInnen der Fall. Dann verwenden sie tiefe Potenzen wie die **D6 oder C6.**

Regeln:

- Zur OP Begleitung eignet sich die homöopathische Potenz C30
- Bei betagten oder geschwächten Patienten und Patientinnen ist die Potenz C6 oder eine Urtinktur geeigneter.

4. Regeln für das Einnehmen homöopathischer Medikamente

Die Arzneien sind als Globuli, Tropfen oder Tabletten erhältlich. Kaufen Sie die Globuli, kleine Milchzuckerkügelchen. Sie sind am leichtesten zu handhaben und auch für Kinder am besten geeignet, da sie keinen Alkohol enthalten. Sie nehmen die Milchzuckerkügelchen in den Mund und lassen sie dort zergehen. Wenn Sie sich unmittelbar vor oder nach der Einnahme die Zähne putzen, so kann die Wirkung durch die ätherischen Öle in der Zahnpasta beeinträchtigt werden. Ebenso können Kaffeegenuss, Kamillentee, das ätherische Öl Kampfer (das in vielen Brustbalsams, Franzbranntwein usw. enthalten ist) und Marihuana die Wirkung der Globuli beeinträchtigen oder aufheben.

4.1. Einnahmemenge der homöopathischen Mittel

Homöopathische Mittel erzielen ihre Wirkung nicht durch ihre Menge. Der bekannte homöopathische Arzt Vithoulkas hat die Wirkung der homöopathischen Mitteln mit einem elektromagnetischen Impuls verglichen. Dieser Impuls kann durch die geringste Menge erzielt werden.

4.1.1. Einnahmemenge bei der C30 Potenz

Eine Gabe entspricht 2–3 Globuli. Ein Globuli kann ausreichen und wenn doch mehr Globuli aus einem Fläschchen herauskommen,kann auch eine größere Menge auf einmal einer Gabe entsprechen. Bitte schütten Sie keine Globuli zurück.

4.1.2. Einnahmemenge bei tiefen Potenzen

Bei den tiefen Potenzen von D/C3 bis D/C12 können Sie jedes Mal 3–5 Globuli pro Gabe einnehmen. Auch hier gilt: Sollten mehr als die angegebene Menge herauskommen, dürfen Sie die Menge pro Gabe erhöhen. Schütten Sie keine Globuli zurück.

4.2. Die Einnahmehäufigkeit

Ein homöopathisches Mittel (in den Potenzen bis C30) wird umso häufiger eingenommen, je dramatischer und schwerwiegender der Zustand der Patientin ist. Nach einer Operation ohne jegliche Komplikation kann es genügen, ab dem zweiten Tag nur noch 1 bis 2 Gaben Arnika einzunehmen. Bei einer lebensbedrohlichen Situation wie einem Kreislaufkollaps können Sie das ähnlichste Mittel (beispielsweise Carbo vegetabilis) alle 5 Minuten nehmen.

4.3. Aufbewahrung der Arzneimittel

Die Wirkung der Mittel kann beeinträchtigt werden durch

- Hohe Temperaturen (neben der aufgedrehten Heizung)
- Direkte Sonneneinstrahlung
- Die Nähe stark riechender Stoffe wie z. B. Parfüms, Seifen, Gewürze, Tees, kampferhaltige Salben
- Magnetfelder und Strahlung von elektronischen Geräten

Ansonsten sind homöopathische Mittel unbegrenzt haltbar.

4.4. Welche Nebenwirkungen können homöopathische Arzneimittel haben?

Wenn das falsche homöopathische Arzneimittel genommen wird oder auch das richtige über einen zu langen Zeitraum oder zu oft, kann es unter Umständen zu den Symptomen einer Arzneimittelprüfung kommen. Beispielsweise kann bei zu viel Arnika das Symptom Herzklopfen auftauchen. Solche Symptome verschwinden aber von selbst wieder, wenn das Mittel abgesetzt wird.
Die vorgeschlagenen Möglichkeiten der Selbstbehandlung sind so angegeben, dass Sie die Mittel nicht überdosieren.

Wenn Symptome auftreten, die Sie vorher nicht hatten, setzen sie das Mittel ab oder reduzieren Sie die Häufigkeit der Einnahme. Wenn Sie eine Besserung bemerken (z. B. Schnittwunde schmerzt nicht mehr), sollten Sie das Mittel erst bei einer erneuten Verschlechterung der Symptome wieder anwenden.

4.5. Wo können Sie homöopathische Arzneimittel kaufen?

Homöopathische Arzneimittel können Sie in jeder Apotheke kaufen. Sie sind (mit Ausnahme einer kleinen Gruppe von Arzneimitteln, den Nosoden) nicht verschreibungspflichtig. Es gibt verschiedene Firmen, die homöopathische Arzneimittel herstellen. Am ehesten vorrätig sind bei den Apotheken bzw. ihren Großhändlern die Mittel von der DHU/Deutsche Homöopathische Union. Weitere Firmen sind Gudjons, Arcana, Schmidt-Nagel, Zinser, Remedia, um nur einige der größeren homöopathischen Arzneimittelhersteller zu nennen. Die homöopathischen Arzneimittel werden meistens in kleinen 10ml fassenden, braunen Glasfläschchen abgegeben. Da Sie oft nur einige Globuli brauchen, reicht Ihnen dieser Vorrat jahrelang. Es gibt auch Apotheken, die die Mittel in kleineren Mengen abgeben, in 1 – 2 ml Gläschen. Am besten suchen Sie sich deshalb eine Apotheke, die neben der Allopathie auch die Homöopathie anbietet.

5. Homöopathie und Naturheilkunde vor einem operativen Eingriff

Bestimmte „Verletzungen" gehören zu jeder Operation wie beispielsweise Gewebequetschungen oder der Einsatz eines Skalpells. Die homöopathische Heilunterstützung dieser Eingriffe wird im folgenden Kapitel dargestellt, die Begleitung von diagnostischen Eingriffen und spezifischen operativen Eingriffen sowie die naturheilkundliche und homöopathische Begleitung bei Behandlungen von Patienten und Patientinnen, die an Krebs erkrankt sind, werden in extra Kapiteln behandelt.

5.1. Schock durch Diagnose

Wenn Sie eine Diagnose über eine schwere Erkrankung bekommen, ist das ein Schock. In vielen Kulturen und deren Medizin sind sich die Menschen der weitreichenden negativen Folgen bewusst, die eine schlechte Nachricht auf die Lebenskraft (das Immunsystem) hat. In der indianischen Medizin der Maya in Mexiko gibt es beispielsweise das Krankheitsbild: „Der große Schock". Durch Bittgebete und Rituale werden die geschockten Menschen umhüllt und geschützt. Ein bisschen von dieser Hülle kann durch folgendes homöopathisches Mittel erreicht werden:

Aconitum napellus – Eisenhut
Dosierung: 1 – 2 x eine Gabe **Aconit C200**

Wenn Sie in Folge der Diagnose Angst und Unruhezustände haben oder nicht mehr richtig schlafen können, nehmen Sie außerdem:

Passiflora incarnata – Passionsblume
Dosierung: 3 x täglich 5 Tropfen in etwas Wasser einnehmen.

5.2. Allgemeine Tipps vor einem operativen Eingriff

Sie sollten sich vollwertig und vitaminreich ernähren, was Ihnen nach einem notwendigen operativen Eingriff hilft, wieder zu Kräften zu kommen. Häufig ist unser Organismus übersäuert, was die Heilungsfähigkeit unseres Körpers beeinträchtigt. Um dieser Übersäuerung entgegenzuwirken, sollten Sie alle Nahrungs- und Genussmittel weglassen oder reduzieren, die sauer verstoffwechselt werden.

Dazu gehören:

- Kaffee, Schwarztee
- Alkohol
- Cola
- Fleisch und vor allem Wurst
- Zucker
- Eiweißreiche Ernährung
- Weißmehl (Kuchen, Kekse, Weißbrot)
- Ebenso schlecht ist das Gefäßgift Nikotin

Zumindest in der Zeit eines operativen Eingriffs sollten Sie das Rauchen unterlassen oder stark reduzieren.

Gut für die Wundheilung sind:

- Gemüse
- Obst
- Vollkorngetreide
- täglich 1 – 2 Gläser Gemüsesäfte, vor allem Karottensaft
- Brottrunk (Reformhaus)

Sie sollten außerdem in den letzten zwei bis drei Tagen vor der Operation „schwere" Mahlzeiten vermeiden (Eier, Fleisch, dicke Soßen, Pommes), also viel Eiweiß, viel gehärtete Fette und Zucker. Gut bekömmlich sind Gerichte mit gedünstetem Gemüse, Salaten und Reis sowie den bereits erwähnten Gemüsesäften und Obst.

Milchsauer vergorener Rote-Bete-Saft

Der Farbstoff der Roten Beete erhöht die Zellatmung, was besonders für Menschen wichtig ist, deren körpereigene Abwehr geschwächt ist, wie das nach einer Operation der Fall ist. Empfehlenswert ist es, täglich ein bis zwei Gläser milchsauer vergorener Rote-Beete-Saft zu trinken (Reformhaus).

Herz-Kreislauf-System unterstützen

Jeder operative Eingriff belastet auch das Herz- und Kreislaufsystem. Sie sollten vor allem Ihr Herz- und Kreislaufsystem stärken durch:

Crataegus oxyacantha – Weissdorn

- Herzkräftigend, nach allen operativen Eingriffen
- Bei allen schweren Pathologien und Krebserkrankungen zur Unterstützung und Kräftigung der Herzfunktion

Crataegus-Weissdorn gibt es als Frischpflanzenpresssaft mit Fruchtfleisch und kann wie Sirup eingenommen werden.

Dosierung: 2 Messbecher oder 2 Esslöffel am Tag, 8 Wochen lang.
Oder als homöopathisches Mittel in niedriger Potenz:
Crataegus oxyacantha C6, 2 x täglich 5 Globuli.

5.3. Zeitpunkt der Operation

Mag es bei manchen Menschen auch als Spinnerei abgewertet werden, so hat der Mond natürlich nicht nur eine Wirkung auf die Gezeiten der Meere, sondern auch auf die zyklischen Prozesse im menschlichen Organismus und dabei besonders auf den Zyklus der Frauen. So ist es eine alte Volksweisheit, dass bei Vollmond die Kreißsäle deutlich voller sind. Auf einen operativen Eingriff bezogen ist der Vollmond der ungünstigste Zeitpunkt. Am besten wählt man/frau die Phase des abnehmenden Mondes für einen operativen Eingriff. Selbstverständlich gilt dies nur für den Fall, dass genügend Zeit vorhanden ist und man den Zeitpunkt des operativen Eingriffs planen kann.

5.4. Mittel, die vor einer Operation einzunehmen sind

Notfalltropfen von Bach

Die Notfalltropfen oder auch **Resscuetropfen** genannt, können Sie öfter am Tag nehmen, vor der Operation und danach. Sie helfen Ihnen, mit Ihrer Nervosität oder Angst vor der Operation besser fertig zu werden, und sie lindern hinterher den Operationsschock. Wenn Sie in der Nacht vor der Operation nicht richtig schlafen können, probieren sie es mit Notfalltropfen oder eventuell einem Baldriantee. Nehmen Sie möglichst kein Schlafmittel, weil Ihr Körper dieses zusätzlich zum Narkosemittel verarbeiten muss.

Passiflora incarnata – Passionsblume

Dosierung: 15 Tropfen **Passiflora Urtinktur** in ein Glas geben und mit Wasser auffüllen. In kleinen Schlucken trinken.

Valeriana officinalis – Baldrian

Dosierung: 15 Tropfen **Baldrian Urtinktur** in ein Glas halbvoll mit Wasser geben und in kleinen Schlucken trinken.

Sie können auch einen Tee trinken:

Tee aus Hopfenzapfen und Passionsblume

Dosierung: 1 – 2 Tassen Tee (3 Teelöffel voll auf ¼ Liter heißes Wasser, 10 Minuten ziehen lassen) und trinken.

6. Homöopathie und Naturheilkunde nach einem operativen Eingriff

6.1. Quetschungen, Blutergüsse nach OP

Arnika – Bergwohlverleih

Verringert die Gefahr der Nachblutung, Blutergüsse werden in kürzerer Zeit vom Körper resorbiert.

- Nach Operationen
- Nach Gewebeverletzungen, Quetschungen, blauen Flecken
- Wie wund und zerschlagen
- Alles wird als zu hart empfunden, selbst das Kopfkissen oder das Bett
- Nach chirurgischen Eingriffen oder plastischer Chirurgie (vor allem im Gesicht, aber auch bei Brustaufbau nach einer Brustamputation)
- Nach jeder Entbindung, auch wenn es keine Komplikationen gab
- Zur Blutstillung
- Nach Zahnextraktionen (Zahnziehen)
- Zahnbehandlungen, bei denen der Zahnstein entfernt wurde

Dosierung: Am ersten Tag nach der Operation 4 x täglich eine Gabe **Arnika C30**. Je nach Schwere des Eingriffs die Tage danach ein bis drei Mal täglich eine Gabe Arnika, solange der Wundschmerz oder blaue Flecken vorhanden sind.

6.2. Quetschungen, Blutergüsse

nach OPs im Bauchraum, an den Hoden, am Penis oder der weiblichen Brust

Conium maculatum – gefleckter Schierling

- Folge von Quetschung der Hoden durch Operation
- Schwellung der Hoden
- Verhärtung der Hoden
- Trotz Schwellung/Verhärtung wenig schmerzhaft

Dosierung: Nach OP 2 x täglich eine Gabe **Conium maculatum C30**, 4 Tage lang

Bellis Perennis – Gänseblümchen

- Nach Operationen im Bauchraum
- Nach Quetschung der weiblichen Brust durch OP oder Mammografie
- Wundschmerz im Bauchraum
- Wenn nach einer Operation im Bauchraum innere Wundschmerzen oder Blutergüsse im Operationsgebiet zum Hauptproblem werden
- Bei Verletzungen, Reizungen und Schmerzen nach einer Bauchspiegelung
- Die Quetschungen im Bauchraum oder der weiblichen Brust werden als sehr schmerzhaft erlebt

Dosierung: Nach OP 2 – 4 x täglich eine Gabe **Bellis Perennis C30**, 4 Tage lang

Hamamelis – Zaubernuss

- Hodenentzündung mit viel Schmerz und starker Schwellung der Hoden
- Ausgeprägter Bluterguss nach OP am Hoden

Dosierung: 2 – 3 x täglich eine Gabe **Hamamelis C30,** 3 – 4 Tage lang

Millefolium achillea – Schafgarbe

- Nach OP am Penis
- Nach OP der Vorhaut
- Nach Ausschabung der Gebärmutter
- Nach Konisation am Gebärmuttermund

Dosierung: 2 – 4 x täglich eine Gabe **Millefolium C30,** 3– 4 Tage lang

6.3. Nach Skalpell

Staphisagria – Stephanskraut

Folge von Schnittverletzungen, insbesondere bei:

- Blinddarm-Operation
- Kaiserschnitt
- Uterusmyom- und Eierstockzysten-OP mit Bauchschnitt
- Uterus-OPs (Gebärmutter-OPs)
- Konisation am Gebärmuttermund (Kegelschnitt)
- Brustkrebs-OP
- Gebärmutterentfernung
- Krebs-OP

mit den Hauptsymptomen:

- Allgemeine Verschlimmerung nach einer Operation
- Bauchkolik seit operativem Eingriff
- Narben oft empfindlich und schmerzhaft

Dosierung: Nach jeder Operation nehmen Sie an zwei hintereinander folgenden Tagen 1 x eine Gabe **Staphisagria C200**. Bei größeren Schnitten oder wenn die Wunde noch schmerzt, nehmen Sie auch am dritten und vierten Tag jeweils eine weitere Gabe Staphisagria C200.

6.4. Nach Narkose

Nux vomica – Brechnuss

Wenn Sie sich nach der Narkose oder auch nach den oft anschließenden Schlaf-, Beruhigungs- und Schmerzmittel benommen fühlen, oft mit Übelkeit und dem Gefühl verbunden, dass Sie erbrechen müssen, dies aber meist nicht können. (Ähnlicher Zustand wie bei einem Kater nach Alkohol.)

Dosierung: 2 – 3 x eine Gabe **Nux vomica C30**. Wiederholen, wenn es wieder schlechter wird. Das Mittel sollte nach den ersten zwei Gaben eine Besserung zeigen. Wenn sich keine Besserung zeigt, ist das Mittel nicht das Richtige und Sie brauchen den Rat eines Fachmanns/einer Fachfrau.

Phosphorus – Phosphor

Nach einer Narkose mit folgender Symptomatik:

- Übelkeit, Erbrechen
- Kopfschmerzen
- Gedächtnisverlust, erwacht nicht richtig aus dem „Dämmerzustand“

Dosierung: Alle 3 Stunden eine Gabe **Phosphorus C30**. Nach der dritten Gabe muss sich eine Besserung einstellen. Sonst sollten Sie eine Homöopathen/Homöopathin konsultieren.

Naturheilkunde: Imperatoria ostruthium – Meisterwurz

Nach Hildegard von Bingen ein Universalfiebermittel bei hohem bakteriellen Fieber, Grippe, Mandel-, Hirnhaut- und Lungenentzündung. Nach Roger und Hildegard Kalbermatten (*„Pflanzliche Urtinkturen", siehe Bücherliste*) unterstützt die Urtinktur von Meisterwurz die Ausleitung von Anästhetika, am besten zusammen mit einem nieren- und leberstärkenden Tee, und steigert die Abwehrkräfte.

Dosierung: 1 – 3 x täglich 3 Tropfen in etwas Wasser einnehmen, 3 – 4 Tag lang.

Nierenstärkender Tee: Goldrute
Leberstärkender Tee: Mariendistel

Dosierung: Jeweils 2 Tassen am Tag.

6.5. Katheterisieren

Röhrenförmiges starres oder flexibles Instrument zum Einführen in Hohlorgane um Inhalte zu entnehmen (beispielsweise bei einem Blasenkatheter) oder um Substanzen einzubringen.

Bei vielen operativen Eingriffen wird beispielsweise ein Blasen- oder Darmkatheter eingesetzt, da die Patienten und Patientinnen nach dem Eingriff bettlägerig sind oder auch, weil der Urogenitaltrakt und der Darmtrakt geschont werden müssen.

6.5.1. Beschwerden nach einem Katheter

Bei Schmerzen an der Stelle, wo der Katheter eingeführt wurde/ist:

Staphisagria – Stephanskraut

Dosierung: 2 x täglich eine Gabe **Staphisagria C30**, solange die Beschwerden anhalten.

6.5.2. Entzündung durch Katheter

Wenn trotz Staphisagria der Bereich um den Katheter schmerzhaft ist:

Ledum palustre – Sumpfporst

Dosierung: 2 – 3 x täglich 3 **Globuli Ledum C 30**

6.5.3. Infektion nach dem Einsatz eines Katheders

Wenn es durch den Einsatz eines Katheters zu einer Infektion kommt, zeigt sich dies daran, dass die Patienten/Patientinnen (meistens hohes) Fieber bekommen.

Dies ist ein medizinischer Notfall und Sie benötigen unbedingt ärztliche Hilfe!

Sollte sich eine solche Infektion anbahnen, können Sie mit dem folgenden Mittel eventuell vorbeugen beziehungsweise auch die schulmedizinische Behandlung begleiten:

Pyrogenium – Nosode

- Unangemessen hohe Pulsrate im Verhältnis zur Temperatur oder umgekehrt
- Herzklopfen
- Ist sich des eigenen Herzschlags bewusst
- Große Ruhelosigkeit während des Fiebers

Dosierung: Gilt bei hohem Fieber: alle 10 – 15 Minuten 3 Globuli **Pyrogenium C30.** Wenn sich der Zustand stabilisiert und das Fieber sinkt, können Sie das Mittel zunächst halbstündlich, dann stündlich geben. Wenn das Fieber vollständig verschwunden ist, können Sie die Mittelgabe einstellen.

6.6. Beschwerden nach Intubation

Bei einer Vollnarkose wird der Patient/die Patientin durch einen Schlauch, der in die Luftröhre und den Hauptbronchus geschoben wird, beatmet. Dabei kann es zu Verletzungen kommen.

Wenn Sie nach einer Vollnarkose mit Intubation Beschwerden oder Schmerzen in der Luftröhre haben:

Arnika Montana – Bergwohlverleih
Dosierung: 1 x 1 Gabe **Arnika C30** (= 3 Globuli) an 2 – 3 aufeinander folgenden Tagen, sowie zeitlich versetzt:

Hypericum perforatum – Johanniskraut
Dosierung: **Hypericum C6**, 4 x täglich eine Gabe (= 3 Globuli) 4 Tage lang

6.7. Bei Beschwerden durch Gasansammlung im Bauchraum

Bei Operationen im Bauchraum wird der Bauch mit Gas (CO_2 oder N_2O) aufgepumpt, damit das Operationsfeld besser übersehen werden kann und damit es bei dem operativen Eingriff nicht zu Verletzungen an den inneren Bauchorganen kommt. Dieses Gas wird vom Körper wieder aufgenommen, allerdings kann es bei manchen Patienten/Patientinnen nach der OP zu Beschwerden kommen.

Wenn Sie blähungsartige Beschwerden bekommen:

Carbo vegetabilis – Holzkohle

Dosierung: Einige Tage lang 3 x täglich **Carbo vegetabilis C6**, bis sich der Bauch beruhigt hat.

6.8. Folgen von Röntgenaufnahmen

Wenn Sie sich vieler Röntgenaufnahmen unterziehen mussten:

X-Ray – röntgenbestrahlter Alkohol

Dosierung: 2 Tage hintereinander jeweils 1 Gabe(= 3 Globuli) **X-Ray C200.** Am Tag der Röntgenaufnahme und dem darauf folgenden Tag.

6.9. Kreislaufschock nach Operation

Dies ist ein medizinischer Notfall und Sie benötigen unbedingt ärztliche Hilfe!

Sollte sich jedoch ein Kreislaufschock anbahnen, können Sie mit dem folgenden Mittel eventuell vorbeugen beziehungsweise auch die schulmedizinische Behandlung begleiten. Wenn Sie einen Operationsschock erlitten haben, können Sie sich natürlich nicht selbst behandeln. In diesem Fall müssten Freunde/Freundinnen oder Familienangehörige es übernehmen, Ihnen die entsprechenden Kügelchen herauszusuchen und zu geben. Die Personen sollten sich vorher mit dem Text befasst haben. Außerdem sollten Sie eine entsprechende kleine homöopathische Apotheke bereits im Krankenhaus dabei haben, da es in solchen akuten Fällen auf eine schnelle Reaktion ankommt.

Zur Schocklinderung können Sie (bei jeder Art von Schock) nehmen:

Notfalltropfen

Dosierung: In einer akuten Situation alle paar Minuten 1 – 2 **Rescue-Tropfen** auf die Zunge geben.

Geranium robertianum – Storchenschnabel Urtinktur von Ceres

In dem Buch von Roger und Hildegard Kalbermatten „ Pflanzliche Urtinkturen – Wesen und Anwendung" wird der rote Storchenschnabel als wichtige Heilpflanze nach Traumen genannt. Jeder operative Eingriff muss als traumatisch gesehen werden.

Dosierung: 2 Wochen lang zwei mal täglich drei Tropfen in etwas Wasser.
Außerdem: 3 -5 Tropfen **Geranium robertianum Urtinktur** in eine Schüssel mit Wasser geben und im Krankenzimmer aufstellen.

Veratrum album – weißer Germer

- Kalter Schweiß, der ganze Körper ist ganz kalt besonders die Extremitäten (Hände, Füße)
- Plötzliche Hinfälligkeit
- Der/die Betroffene hat das Gefühl, als ob die äußerste Hautschicht von Eiseskälte sei
- Blässe
- Kreislaufzusammenbruch, wenn Sie nach der Operation wieder versuchen aufzustehen

Dosierung: Mehrfach eine Gabe **Veratrum album C30** in 5 – 10 Minuten Abständen.

Das genannte Mittel können Sie einsetzen, wenn sich die Situation eines Kreislaufzusammenbruchs anbahnt oder auch zur Begleitung medizinischer Maßnahmen wie einer Infusion. Da es sich um einen sehr akuten Zustand handelt, müsste sich 5 Minuten nach der Mitteleinnahme eine Verbesserung der Kreislaufsituation abzeichnen.

Wenn zu einem labilen Kreislauf noch die Blaufärbung der Haut und der Lippen dazukommt:

Camphora – Kampfer

- Kälte und schwacher Puls
- Haut und Lippen werden blau
- Langsame und seufzende Atmung
- Körpertemperatur sinkt nach der Operation unter die Norm
- Sehr niedriger Blutdruck

Dosierung: Mehrfach eine Gabe **Camphora C30.**
Es genügt, wenn dem Patient/der Patientin ein Kügelchen zwischen die Lippen geschoben wird.

6.9.1. Schock durch Blutverlust

Carbo vegetabilis – Holzkohle

- Sinken der Lebenskräfte
- Starke Erschöpfung, Kälte, kalter Schweiß, Kollapsneigung
- Blaufärbung von Haut und Lippen
- Puls kaum noch zu tasten
- Rasselnde Atmung
- Trotz starken Fröstelns verlangt der/die Kranke nach frischer Luft
- Aufgetriebener Bauch, Blähungen ausgeprägt im oberen Bauchabschnitt, Besserung durch Aufstoßen
- Geschwächt durch starke Blutverluste
- Kommt nach der Narkose nicht zu Bewusstsein, muss beatmet werden

Dosierung: 3 – 4 x im Abstand von jeweils 10 Minuten eine Gabe **Carbo vegetabilis C30**

Carbo vegetabilis wurde schon an anderer Stelle als Heilmittel aufgeführt. (*Siehe Gasansammlung nach operativem Eingriff im Bauchraum.*) Da homöopathische Heilmittel nicht nach der Erkrankung herausgesucht werden, sondern nach dem Symptom-Bild, dass durch die Erkrankung entsteht, ist carbo vegetabilis ein Heilmittel bei Gasansammlung im Bauchraum, egal ob dieses Gas von außen zugeführt wurde, oder ob es der Körper infolge seiner Entkräftung und Minderdurchblutung des Verdauungstraktes selbst produziert.

China officinalis – Chinarinde

Nach starken Blutverlusten mit folgender Symptomatik:

- Schwächezustand, Entkräftung, Blässe bis hin zum Kollaps
- Kopfschmerzen, als ob der Schädel bersten wollte, die durch starken Druck besser werden
- Blasses Gesicht, eingesunkene Augen mit blauen Rändern
- Kann keine Zugluft vertragen
- Starke Blähungen im gesamten Bauchraum, keine Erleichterung durch Windabgang
- Blähungen, keine Verbesserung durch Aufstoßen (das andere Schockmittel **Carbo Vegetabilis** hat auch Blähungen, aber Erleichterung durch Aufstoßen)
- Empfindlich gegen Berührungen, das ganze Nervensystem ist außerordentlich empfindlich
- Schockzustand durch starke Blutverluste

Dosierung: Je nach Menge des Blutverlustes **China C30:** Anfangs alle 30 Minuten, nach Besserung alle 2 – 3 Stunden. Am nächsten Tag 3 x täglich China C30.

Bei jeder Operation mit einem großen Blutverlust sollten Sie einmal oder mehrfach eine Gabe China nehmen.

Achtung: Nicht verwechseln mit dem Arzneimittel Cina!

Naturheilkunde: Wenn Sie von großen Blutverlusten geschwächt sind, sollten Sie in jedem Fall verschiedene rote Obst- und Gemüsesäfte trinken, vor allem:

- Rote-Bete Säfte
- Schwarzer Johannisbeersaft
- Holunderbeersaft

Zur Unterstützung der Blutbildung eignet sich außerdem:

Hirtentäschelkraut – Bursa pastoris

Dosierung: **Bursa pastoris Urtinktur,** 3 x täglich 3 – 5 Tropfen in etwas Wasser eine Woche lang. Sollten Sie sich dann noch erschöpft fühlen, nehmen Sie die Urtinktur noch eine weitere Woche ein.
Und/oder als Tee: 3 x täglich einen gehäuften Teelöffel mit ¼ Liter kochendem Wasser übergießen und 10 Minuten ziehen lassen.

Außerdem:

Schafgarbentee oder Schafgarben – Frischpflanzensaft

Dosierung: 3x täglich eine frisch aufgebrühte Tasse Tee und/oder 3 x täglich einen Messbecher **Schafgarben Frischpflanzenpresssaft**.

6.10. Große Entkräftung nach chirurgischem Eingriff

Bei großer Erschöpfung nach einem chirurgischen Eingriff, wobei die Erschöpfung nicht die Folge von Blutverlust ist, sollte eins der unten genannten Mittel eingenommen werden. Bei Erschöpfung und Schwäche durch Blutverlust ist das bereits genannte Mittel **China officinalis** angezeigt.

Acidum aceticum – Essigsäure

Dosierung: Mehrere Tage lang 3 x täglich 5 Globuli **Acidum aceticum C6**, solange das Erschöpfungssyndrom anhält.

Sollte die Erschöpfung durch Acidum aceticum nicht gebessert werden wechseln Sie zu:

Strontium carbonicum

- Postoperative Schwäche, Kollaps, Kälte

Dosierung: 3 - 5 Tage lang 3 x täglich 5 Globuli **Strontium carbonicum C6**

Naturheilkunde: Gut geeignet zur Rekonvaleszenz ist **Hafer – Avena Sativa**

Grüner Hafertee (= Haferkraut) Avena Sativa

Dosierung: 3 x täglich 1 gehäufter Teelöffel **grüner Hafertee** mit ¼ Liter kochendem Wasser übergießen und 10 Minuten ziehen lassen.

Haferfrischpflanzensaft (Schöneberger Säfte)

Dosierung: 2 Esslöffel **Frischpflanzenpresssaft** am Tag, einige Tage lang, bis die Flasche leer ist.

Hafer – Avena Sativa Urtinktur

Dosierung: 3 x täglich 5 Tropfen **Urtinktur** in etwas Wasser einnehmen. Haferbrei essen.

Zusätzlich kann hilfreich sein:

Glechoma hederacea – Gundelrebe

Dosierung: 3- 4 Wochen lang 2 x täglich 5 Tropfen **Glechoma hederacea Urtinktur** in etwas Wasser

6.11. Äußerliche Wundversorgung

Eine halbe Tasse abgekochtes Wasser, auf Körpertemperatur abgekühlt. Geben Sie einige Tropfen Calendula-Essenz hinzu und tränken darin eine sterile Mullkompresse in der Größe der Wunde und legen diese etwas ausgedrückt auf die Wunde auf. Legen Sie ein Handtuch über die Kompresse, damit nicht alles nass und unangenehm wird. Diese Mullkompresse am besten längere Zeit aufliegen lassen. Wenn die Kompresse trocknet, nicht von der Wunde abreißen, sondern mit Calendula-Wasser erneut befeuchten.

Calendula – Ringelblume

Die Ringelblume, unterstützt den Heilungsprozess einer Wunde Calendula eignet sich für jede Wundbehandlung. Auch bei Entzündungen im Mundbereich können Sie mit verdünnter Calendula-Tinktur spülen. Das gilt ebenso für verschmutzte Wunden.

6.12. Darmlähmung oder Darmverschlingung nach einem operativen Eingriff

Nach einer Operation kann es zu einem Darmverschluss kommen, was eine ernsthafte Komplikation bedeutet und in jedem Fall sofort ärztlich behandelt werden muss. Es gibt zwei Formen eines Darmverschlusses:

1. Paralytische Darmverschluss (ileus)

Dieser Darmverschluss kann entstehen als Folge der Narkosemittel, Opiate und Medikamente. Die normalen Darmbewegungen fehlen.

2. Mechanischer Darmverschluss

Ein mechanischer Darmverschluss kann auch infolge eines operativen Eingriffs entstehen. Sie können unabhängig von dem, was schulmedizinisch unternommen wird, folgendes homöopathische Mittel nehmen:

Opium – Schlafmohn

- Darmkolik nach Operation
- Darmlähmung nach Operation
- Starke Blähungen
- Trägheit der Darmbewegungen oder keine
- Unterbauch gespannt und schmerzhaft
- Immer dann, wenn zur Schmerzbekämpfung Opiate eingesetzt wurden und Sie im Anschluss diese Darmsymptomatik haben, wird Opium das richtige Mittel sein.

Dosierung: **Opium C200**, in der akuten Situation alle paar Minuten eine Gabe Opium

Bei folgender Symptomatik wechseln Sie zu Staphisagria:

- Darmkolik nach operativem Eingriff
- Starke Blähungen, die nach faulen Eiern riechen

Staphisagria – Stefanskraut

Dosierung: Alle drei Stunden eine Gabe **Staphisagria C30.**

6.13. Harnverhaltung nach operativem Eingriff

Sie können trotz Druck auf der Blase nicht urinieren.

Staphisagria – Stefanskraut

- Druck auf der Blase
- Tröpfchenweiser Abgang

Dosierung: Mehrfach eine Gabe **Staphisagria C30**

Causticum – Ätzkalk

- Blasenlähmung
- Unbemerkter Abgang von Urin

Dosierung: *Siehe Staphisagria.*

6.14. Überempfindlichkeit gegen Schmerzen

Chamomilla – Kamille

- Überempfindlichkeit gegen Schmerzen, die Schmerzen scheinen unerträglich zu sein
- Abneigung gegen Berührung
- Reizbar und zornig

Dosierung: Ein- bis mehrfache Gabe **Chamomilla C30**

Das homöopathische Heilmittel **Chamomilla** wird aus der Kamille hergestellt und hat als Charakteristikum eine Überempfindlichkeit gegen Schmerzen. Kamillentee kann bei bestimmten Erkrankungen wie der Magenschleimhautentzündung eine gute Medizin sein. Sie sollten jedoch nie Kamilletee als Getränk zu sich nehmen, da Sie damit ihre Schmerzempfindlichkeit erhöhen und sich dadurch in einen Zustand bringen, der das Arzneimittel Chamomilla erforderlich macht.

6.15. Schlaflosigkeit nach einem operativen Eingriff

Sticta pulmonaria – Lungenflechte

- Schlaflosigkeit nach einem chirurgischen Eingriff (vor allem nach dem Einrichten eines Beinbruchs)

Dosierung: 2 – 3 x täglich eine Gabe **Sticta pulmonaria C30**

Naturheilkunde: **Lavandula – Lavendel**
Dosierung: 3 x täglich 3 Tropfen **Lavandula Urtinktur** in etwas Wasser einnehmen

6.16. Thrombose (Blutgerinnsel)

Sie kann eine sehr ernsthafte Komplikation bei längerem Liegen sein. Deshalb bekommen Sie im Krankenhaus bei jedem operativen Eingriff normalerweise Stützstrümpfe, die eine Thrombosebildung verhindern sollen und meistens begleitend blutverdünnende Medikamente.

Symptome einer Thrombose:
Sobald eines oder beide Beine schmerzen oder sie einen Wadenkrampf bekommen, könnte das ein Zeichen für eine Thrombose sein. Sie müssen in diesem Fall unbedingt einen Arzt/Ärztin verständigen!

Eine Thrombose kann jedoch auch folgende Symptomatik haben:

- Keine Schmerzen, aber das Bein fühlt sich warm an, ist etwas gerötet und geschwollen.
- Die Körpertemperatur kann leicht erhöht sein.

Achtung: Nicht mehr aufstehen, bis ein Arzt/Ärztin da war!

6.16.1. Thrombose – Prophylaxe

Bei Patient/innen, die bereits an einer schweren Thrombose leiden und sich einem operativen Eingriff unterziehen müssen, als Thrombose – Prophylaxe:

Lachesis muta – Gift der Buschmeisterschlange

Dosierung: **Lachesis C12**, 2 x täglich, eine Woche vor und eine Woche nach der Operation.

6.16.2. Embolie (Gefäßverschluss durch Blutgerinnsel)

Wenn doch eine Embolie eintreten sollte, werden Sie hochwirksame blutverdünnende Medikamente durch Ihre/n Arzt/Ärztin verordnet bekommen. Sie können dann unterstützend einnehmen:

Apis – Bienengift

- Ödematös geschwollenes Bein mit leuchtend roter Verfärbung
- Verlangen nach kalten Umschlägen
- Stechende, brennende Schmerzen

Belladonna – Tollkirsche

- Hellrot glänzende Haut
- Trockene und heiße Haut
- Plötzlicher Beginn
- Bein heiß, gespannt, geschwollen
- Verschlimmerung durch Berührung, kalter Luftzug

Vipera berus – Gift der Kreuzotter

- Embolie mit Völlegefühl und Schmerzen im Bein
- Embolie mit dem Gefühl, als würde das Bein bersten
- Muss das Bein hochlagern
- Varizen und akute Phlebitis (Venenentzündung)

Dosierung: Das für den Zustand ähnlichste Mittel aussuchen. Halbstündlich bis stündlich eine Mittelgabe (= 3 Globuli), je nachdem, wie akut die Beschwerden sind.

6.17. Wundliegen (Dekubitus)

Bei Patienten/Patientinnen, die nach einem operativen Eingriff längere Zeit liegen müssen und nicht aufstehen dürfen oder können, besteht die Gefahr des Wundliegens. Der Kreislauf ist geschwächt, und durch das lange Liegen in einer Stellung wird der Druck auf die Haut zu groß. Die Druckstellen sind empfindlich, werden schnell schmerzhaft und gerötet, und die Haut kann ernsthaft beschädigt werden. Besonders gefährdet sind die Stellen, an denen die Haut direkt über den Knochen liegt wie Ellbogen, Steißbein, Wirbelsäule, Schultern, Fersen und Handgelenke.

Vorbeugend:

- Wichtig ist eine glatte Unterlage, keine verknitterten Bettlaken.
- Am besten mit der nackten Haut direkt auf einem Schaffell liegen.
- Sie können an der Stelle, wo sich der Druck bemerkbar macht, das Nachthemd hinten so ausschneiden, dass die Patientin mit dem nackten Körper auf dem Schaffell aufliegt.
- Regelmäßig mit einem Hauttonikum, einer Heilsalbe oder einem Hautöl einreiben. Empfehlenswert ist ein Calendulaöl. Durch das Einreiben wird die Durchblutung angeregt.
- Abwaschungen mit **Tannolact** (Eichenrindepulver ins Waschwasser).
- Abwaschungen mit einem starken lauwarm abgekühlten **Schwarztee**. Wattebausch mit dem Tee tränken und vorsichtig die Hautpartien abtupfen.
- Als Prophylaxe Einreibungen mit **Franzbranntwein**.

Wenn sich doch Druckstellen und wunde Stellen gebildet haben:

Rhus tox – Giftsumach

- Gefühl wie zerschlagen
- Ruhelos
- Überbeanspruchte Druckstellen

Cantharis – spanische Fliege

- Brennende Bläschen
- Massive Schwellung
- Blasen auf rotem Grund

Lachesis – Gift der Buschmeisterschlange

- Dunkelrot blutende Wunde
- Blauroter Rand

Arsenicum album – Arsenik

- Brennende verbrannte Wunde
- Blasser wässriger Rand

Dosierung: Das für den Zustand ähnlichste Mittel aussuchen. In der **Potenz D6/C6**; 3 x täglich eine Gabe (5 Globuli), solange das Symptom anhält. Bei einem sehr akuten Zustand stündlich eine Gabe in der C6.

6.18. Obstipation (Verstopfung) durch Bettlägerigkeit

Wenn durch eine längere Bettlägerigkeit Obstipation entsteht:

Opium – Opium

Dosierung: 3 x täglich fünf Globuli **Opium D6**

Naturheilkunde:

Indische Flohsamenschalen – Plantago psyllium L.

Die Samen der auch als Sandwegerich bekannten Pflanze haben ein hohes Quellvermögen und regen dadurch die Darmtätigkeit an. Außerdem schützen Sie den Darm, denn die Quellstoffe binden Cholesterin und Darmabfälle und sanieren die Darmflora.

Dosierung: 2 Esslöffel grob zerkleinerter indischer Flohsamenschalen in 1 Glas Wasser einrühren und trinken. Danach jeweils ein Glas Wasser trinken, jedoch keine Milch, da sie die Quellung der Flohsamen verhindert. Täglich dreimal zu den Mahlzeiten einnehmen.

Nicht anwenden bei Darmverschluss und bei einer Verengung der Speiseröhre, des Magens und Darmtraktes.

Sennesblätter und Sennesfrüchte – Cassia angustifolia

Dosierung: 2 Teelöffel klein geschnittene Sennesblätter und Früchte mit einer Tasse kaltem Wasser ansetzen, nach einigen Stunden erwärmen und abseihen. 1 – 2 Tassen warm trinken.

Nicht anwenden bei Darmverschluss und entzündlichen Erkrankungen des Darms!

6.19. Verwachsungen im Bauchraum

Eine häufige Folge eines operativen Eingriffs im Bauchbereich sind Verwachsungen im Operationsgebiet. Diese Verwachsungen führen wiederum zu Beschwerden und machen oft eine erneute Operation notwendig, bei der sie gelöst werden.

Zur Prophylaxe:

Bellis perennis

Nach jeder Operation im Bauchraum **Bellis perennis**

Dosierung: 3 – 5 Tage lang alle zwei Stunden eine Gabe **Bellis perennis C30**.

Wenn sie zu Verwachsungen und/oder Bindegewebsschwäche neigen:

Calcium fluorica – Calziumfluorid

- Bindegewebsschwäche
- Verwachsungsneigung nach OP

Dosierung: 2 Wochen lang nach OP **Calcium fluoricum D6**, 3 x täglich eine Gabe von 5 Globuli

6.20. Zahn-Operationen, Zahnimplantate

6.20.1. Parodontose-Behandlung (Zahnfleischentzündung)

Arnika montana-Bergwohlverleih

Nach jedem operativen Eingriff hilft Arnika, die Blutergüsse schneller zu resorbieren und damit den Heilungsverlauf zu verbessern.

Dosierung: Die ersten drei Tage nach dem Eingriff alle 2 Stunden eine Gabe **Arnika C30.** Zusätzlich: Den Mund spülen mit kaltem Salbei- Aufguss

6.20.2. Wurzelbehandlung

Arnika montana- Bergwohlverleih und Hypericum perforatum- Johanniskraut

Dosierung: 3 Tage lang alle zwei Stunden im Wechsel **Arnika montana C30** und **Hypericum perforatum C30**

6.20.3. Zahnimplantat

Arnika montana – Bergwohlverleih
Hypericum perforatum – Johanniskraut
Symphytum officinale – Beinwell

Dosierung: 3 Tage lang im stündlichen Wechsel **Arnika, Hypericum und Symphytum C30**, dann 2 Tage lang im zweistündigen Wechsel, danach 2 Tage lang im dreistündigen Wechsel.

6.21. Augen-Operationen

Bei allen Operationen am Augapfel wie dem grauen und grünen Star oder an den Linsen

Staphisagria – Samen des Rittersporns,
Symphytum officinale – Beinwell und
Caldendula – Ringelblume

Dosierung: 2 Tage lang 1 mal täglich **Staphisagria C200**, danach im zweistündlichen Abstand abwechselnd **Symphytum C30** und **Calendula C30.**

6.22. Operationen am Kopf, Gehirn

Arnika montana – Bergwohlverleih,
Natrium sulfuricum- Natriumsulfat,
Millefolium – Schafgarbe und
Hypericum perforatum – Johanniskraut

Dosierung: 3 Tage lang einmal täglich **Staphisagria C200** dann stündlich im Wechsel **Arnika, Natrium sulfuricum, Millefolium und Hypericum C30**, danach 2 Tage lang im zweistündlichen Abstand, dann 3 Tage lang im dreistündlichen Abstand. Zusätzlich **Geranium robertianum Urtinktur** (Firma Ceres) 2 Wochen lang 2 mal täglich 3 Tropfen in etwas Wasser. Danach **Angelica archangelica Urtinktur (Ceres)** 3 Wochen lang 2 mal täglich 3 Tropfen in etwas Wasser.

7. Diagnostische Verfahren

Manche medizinische Eingriffe dienen zunächst der Diagnose. Auch diese Eingriffe sind für die Patienten und Patientinnen ein Trauma. Es ist ebenso hilfreich, hier durch homöopathische und naturheilkundliche Unterstützung die Lebenskräfte und das eigene Heilvermögen der Patienten und Patientinnen zu unterstützen.

7.1. Mammografie

Bei jeder Mammografie wird das Brustgewebe gequetscht und damit traumatisiert. Das Hauptmittel, zur Unterstützung der Heilung bei Quetschung des Brustgewebes ist:

Bellis Perennis – Gänseblümchen

Dosierung: Vor (1x) und nach einer Mammografie (2 Tage lang 3 x) eine Gabe (= 3 Globuli) **Bellis perennis C30** .

Sowie nach jeder Röntgenaufnahme:

X Ray – röntgenbestrahlter Alkohol

Dosierung: 1 x nach jeder Röntgenbestrahlung 1 Gabe **X- Ray C200**.

Naturheilkunde: Die Brüste mit **Veilchensalbe** (nach Hildegard von Bingen) oder einem Veilchenöl einreiben.

7.2. Endoskopie

Ein schlankes röhrenförmiges Instrument, das in Hohlorgane (Blase, Darm, Magen, Bronchien, Douglas-Raum/Unterbauch) eingeführt wird, um diese zu untersuchen, eine Gewebeprobe zu entnehmen oder auch bestimmte Eingriffe vorzunehmen.

Bei möglichen Folgebeschwerden und Schmerzen:

Staphisagria – Samen des Stefanskrauts

Dosierung: 1 – 3 x nach der Endoskopie eine Gabe **Staphisagria C30**. Wenn die Beschwerden am nächsten Tag noch anhalten oder wiederkommen, können Sie an den nächsten 2 – 3 Tagen weiterhin täglich eine Gabe Staphisagria C30 einnehmen.

Wenn sich die Stelle, an der das Endoskop eingeführt wurde, entzündet bzw. schmerzt, kommt folgendes Mittel in Frage:

Ledum palustre – Sumpfporst

- Entzündung um die Einstichstelle, besser durch kalte Umschläge

- Bluterguss um die Einstichstelle, der sich blass/bläulich verfärbt

Dosierung: 2 – 3 Tage lang alle zwei Stunden eine Gabe **Ledum palustre C30**.

7.3. Punktionen/Gewebeentnahme/ Endoskopie

Gewebeentnahme (z. B. bei einem Brustknoten) durch eine Hohlnadel zur Gewebeanalyse. Erst die Gewebeanalyse gibt sicher Auskunft darüber, ob eine Geschwulst gutartig ist oder ob es sich um Krebs handelt. Wenn es zu einer Entzündung oder zu einer Reizung an der punktierten Stelle kommt, verfahren Sie wie bei der Endoskopie:

Ledum palustre – Sumpfporst

- Hauptmittel bei Stichverletzungen
- An der punktierten Stelle besteht eine Reizung, die aussieht wie eine Stichverletzung: das Gewebe drum herum ist eher blutleer, weißlich bis bläulich
- Besserung durch kalte Umschläge
- Verschlimmerung durch Wärme

Dosierung: Alle 2 Stunden eine Gabe **Ledum C30**. Nach der zweiten Gabe muss sich eine Besserung zeigen. Wiederholung immer dann, wenn die Besserung nachlässt.

Hypericum – Johanniskraut

- Schmerzen nach einer Lumbalpunktion (Flüssigkeitsentnahme aus dem Wirbelkanal)

Dosierung: *Wie bei Ledum.*

7.4. Ausschabung der Gebärmutter (Abrasio)

Eine Ausschabung der Gebärmutter (Kürretage/Abrasio) wird unter anderem gemacht:

- Nach einer Abtreibung
- Nach einer Fehlgeburt, wenn befürchtet wird, dass die Gebärmutterschleimhaut nicht vollständig abgestoßen wurde.
- Wenn Frauen über einen längeren Zeitraum zu starke und zu lange Monatsblutungen haben, ohne dass ein Myom (gutartiger Tumor in der Gebärmutter) der Grund ist. Dies kann vor allem bei Frauen in der Prämenopause auftreten, wenn sich die hormonelle Balance zwischen dem „aufbauenden" Östrogen und dem „das Wachstum begrenzenden" Gestagen verschiebt.
- Zur Gewebeentnahme, um zu untersuchen, ob in der Gebärmutterschleimhaut (dem Endometrium) Krebszellen vorhanden sind.

Bei Nachblutungen und Entzündungen der Gebärmutterschleimhaut nach einer Ausschabung kommen folgende Mittel in Frage:

Arnika Montana – Bergwohlverleih

- Wundheits- und Zerschlagenheitsgefühl
- Gefühl, es gehe ihr gut und sie brauche keinen Arzt, selbst wenn ihr Zustand schlecht ist

Dosierung: 3 x täglich eine Gabe **Arnika C30**, auch am darauf folgenden Tag, bzw. mehrere Tage lang, wenn noch Krankheitssymptome vorhanden sind.

Wenn die Entzündung schlimmer wird:

Belladonna – Tollkirsche

- Gebärmutterblutung mit hellrotem flüssigem Blut, untermischt mit Klumpen

- Überempfindlichkeit gegen Berührung oder Geräusche, oft verbunden mit Fieber
- Überempfindlichkeit gegen Berührung und Erschütterung, selbst die Bettdecke ist zu viel an Berührung
- Die Gebärmutterblutung fühlt sich heiß an
- Das Blut ist sehr heiß oder wird von der Frau so empfunden
- Gefühl als würde die Gebärmutter unten aus der Vulva herausfallen
- Besserung durch aufrechtes Stehen und Sitzen, schlimmer am Morgen

Dosierung: siehe **Arnika**

Wenn Belladonna nicht hilft:

Lachesis – Buschmeisterschlange

- Blut dunkel, nicht gerinnend
- Gebärmutter schmerzhaft beim geringsten Druck

Dosierung: *Siehe Arnika.*

Naturheilkunde:

Tee zu gleichen Teilen gemischt aus Schafgarbe und Frauenmantel

Dosierung: Mehrfach täglich eine frisch aufgebrühte Tasse Tee trinken. 1 Teelöffel auf ¼ Liter Wasser und 10 Minuten ziehen lassen.

Urtinktur aus Hirtentäschelkraut – Bursa pastoris

Dosierung: 3 Mal täglich 5 – 10 Tropfen in etwas Wasser einnehmen.

Urtinktur aus Ficus religiosa – Bodhi-Baum

Dosierung: 3 x täglich 5 – 10 Tropfen in etwas Wasser einnehmen.

7.5. Bauchspiegelung/Laparoskopie/ Pelviskopie

Bauchspiegelungen dienen dazu, innere Organe zu untersuchen und eventuell auch eine Gewebeprobe zu entnehmen. Die Laparaskopie der Beckenorgane bei Frauen wird auch Pelviskopie genannt.

Bei allen operativen Eingriffen im Bauchraum sind die Hauptmittel:

Bellis perennis – Gänseblümchen
Dosierung: 3 – 4 x täglich eine Gabe **Bellis perennis C30**

Staphisagria – Samen des Stefanskrauts
Dosierung: 1 x täglich eine Gabe **Staphisagria C200**, 3 Tage lang

8. Nach einer Geburt

Mit der Hilfe einer in Naturheilkunde und Homöopathie ausgebildeten Hebamme kann der Geburtsprozess gut begleitet werden. Da aber jede Geburt, jede Gebärende und jedes Kind auf seinem Weg in die Welt ganz unterschiedliche homöopathische Mittel benötigen können, ist dieser Ratgeber dafür nicht geeignet. Ich möchte mich hier auf die Begleitung und die Unterstützung von Traumen, die durch eine Geburt entstehen können, beschränken.

8.1. Nach einer Spontangeburt ohne Komplikationen

Arnika
Dosierung: 3 – 4 x täglich **Arnika C30**, 4 Tage lang

8.2. Dammschnitt

Staphisagria

Dosierung: An drei aufeinander folgenden Tagen ab dem Dammschnitt jeweils eine Gabe **Staphisagria C200** und außerdem:

Arnika

Dosierung: 3 – 4 mal täglich **Arnika C30** (zeitlich versetzt mit **Staphisagria**).

8.3. Dammriss

Calendula – Ringelblume und Arnika Montana – Bergwohlverleih

Dosierung: Alle 2 Stunden eine Gabe **Calendula C30** im Wechsel mit **Arnika C30**, 5 – 7 Tage lang.

8.4. Kaiserschnitt

In Deutschland steigt die Kaiserschnittrate. Bei über 30 % aller Geburten wird ein Kaiserschnitt vorgenommen. Dieser Eingriff, der als Nothilfe bei Risikogeburten gedacht war, ist nun bei einem Drittel der Gebärenden zum Mittel der Wahl geworden. Dies ist eine Folge davon, dass immer mehr Schwangerschaften und Geburten als Risiko eingestuft werden.

Neben den möglichen Folgen eines chirurgischen Eingriffs kann auch die bei Spontangeburten stattfindende hormonelle Einstimmung der Gebärenden und ihres Kindes auf ihr neues gemeinsames Leben gestört werden.

Staphisagria – Stefanskörner

Dosierung: 1 x täglich eine Gabe **Staphisagria C200**, 5 – 7 Tage lang.

Und zeitlich versetzt:

Bellis Perennis – Gänseblümchen

Dosierung: 4 x täglich eine Gabe **Bellis Perennis C30**, 5 – 7 Tage lang.

Johanniskrautöl

Äußerliche Anwendung: Sobald die Kaiserschnittwunde geschlossen ist, reiben Sie den Bauch mehrmals täglich mit **Johanniskrautöl** (Rotöl) ein. Dies unterstützt das Zusammenwachsen der Nerven im Bereich der Operationsnarbe.

Sitzbäder

Sobald Sie vom Wochenfluss her wieder baden dürfen, nehmen Sie Sitzbäder mit angenehm warmem Wasser. Es genügt, wenn Po und Genitalbereich im Wasser sind. Optimal sind Sitzbadewannen oder eine entsprechend große Plastikwanne.

Eichenrindensitzbad

Vor allem in den ersten Tagen nach der Geburt, wenn der Damm sehr wund ist bzw. auch nach einem Dammschnitt oder -riss, können Sie ein Sitzbad mit **Eichenrinde** nehmen. Eichenrinde macht die entzündete oder wunde Haut unempfindlicher. Eichenrinde gibt es als Pulver unter dem Handelsnamen Tannolact.

Calendulasitzbad – Ringelblüten-Sitzbad

Calendula ist *die* Heilpflanze bei allen Formen von Geweberissen und Hautentzündungen.

Geben Sie in das Sitzbad jeweils einen halben Teelöffel Calendula-Essenz. Oder Sie bereiten vorab einen Aufguss von Ringelblüten: 2 Handvoll **Calendula** (Ringelblumenblüten) in einen Topf geben, mit einem Liter kochendem Wasser übergießen, 10 Minuten ziehen lassen, abseihen und dem Sitzbad zugeben.

9. Urogenitalbereich

9.1. Blase

9.1.1. Blasensteine/operative Entfernung von Blasensteinen

Bellis perennis
Dosierung: 3 – 4 Tage lang 4 x täglich **Bellis perennis C30**

Und zeitlich versetzt:

Staphisagria – Stephanskraut
Dosierung: 3 Tage lang, 1 X täglich eine Gabe **Staphisagria C200**

Naturheilkunde:

- Nieren- und Blasentees trinken
- Birkenblätter Tee

Dosierung: 2 – 3 Tassen frisch aufgebrühten Tee trinken. Auf eine Tasse (1/4 Liter) 1 Teelöffel voll, beziehungsweise die Menge, die Sie mit 4 Fingern greifen können.

Birkenblätterfrischpflanzenpresssaft
Dosierung: 2 Esslöffel am Tag

9.1.2. Blasensenkung

Bei einer Blasensenkung werden die Bänder, an denen die Blase im Bauchraum befestigt ist, gekürzt. Da es dabei zu Quetschungen im Bauchraum kommt, sind die Hauptmittel:

Bellis Perennis und Staphisagria (nach Skalpell)
Dosierung: 3 – 4 Tage lang nach der OP alle 2 Stunden eine Gabe **Bellis perennis C30** und zeitlich versetzt einmal täglich eine Gabe **Staphisagria C200.**

9.1.3. Blasenkarzinom

Ein Karzinom der Harnblase betrifft im Verhältnis 3:1 überwiegend Männer, vor allem in der Altersgruppe zwischen 60 und 80 Jahre. Ein Leitsymptom des Blasenkarzinoms ist die schmerzlose Hämaturie (Blut im Urin, oft nur mit Teststreifen nachweisbar). Der Urin kann jedoch häufig verfärbt sein mit wolkigen Beimengungen, wie im Arzneimittelbild von **Terebinthina**). Immer wieder auftretende Blasenentzündungen oder ein wolkiger, ungewöhnlich riechender Urin sollte untersucht werden. Als Auslöser werden in der Schulmedizin das Rauchen sowie chronische Blaseninfektionen diskutiert. Im Folgenden werden die homöopathischen Mittel vorgestellt, mit denen die notwendige Operation begleitet werden kann. Im Teil Naturheilkunde werden weitere naturheilkundliche und homöopathische Mittel genannt, die Sie vor oder nach der Operation einsetzen können um die Blase und die Harnwege zu stärken.

Die Mittel zur OP Begleitung:

Aconitum napellus – Eisenhut, Staphisagria – Stephanskraut und Bellis Perennis – Gänseblümchen

Dosierung: 1 – 2 Mal eine Gabe **Aconitum napellus C200,** dann siehe Behandlung Blasensenkung

Naturheilkunde:

- Nieren und Blasentees trinken
- Ackerschachtelhalmtee (Equisetum arvense) trinken

Dosierung: 2 – 3 Tassen frisch aufgebrühten Tee am Tag

Equisetum hyemale – Winterschachtelhalm

Insbesondere wenn ständig ein Völlegefühl in der Blase empfunden wird, das auch durch Urinieren nicht verbessert wird.

Dosierung: **Equisetum hyemale Urtinktur,** 2 x täglich 3 – 8 Tropfen in etwas Wasser einnehmen, 6 Wochen lang nach Operation.

Bei Blasenkrebs:

Taraxacum officinale - Löwenzahn

Dosierung: 1-3 x täglich 5 Tropfen in etwas Wasser einnehmen

Wenn die Symptome einer Blasenentzündung ähneln, siehe Kapitel Blasenentzündung.

In Frage kommen dabei vor allem die homöopathischen Arzneimittel:

Equisetum – Winterschachtelhalm

- Starker dumpfer Schmerz mit Völlegefühl in der Blase, nicht erleichtert durch Wasserlassen
- Häufiger Drang mit starkem Schmerz am Ende des Wasserlassens
- Scharfer brennender Schmerz in der Harnröhre beim Wasserlassen

Terebinthina – Terpentin aus harzreichen Kiefernarten

- Wolkiger Urin, der nach Veilchen riecht
- Brennender Schmerz
- Spärlicher Urin
- Krampfartige Schmerzen in der Harnröhre
- Blasenkrebs

Uva ursi – Bärentraubenblätter

- Schleimiger Urin, brennende Schmerzen beim Wasserlassen

Dosierung: In niederen Potenzen wie z. B. D4 – D6 oder C4-C6,
3 x täglich 5 Globuli oder 3 x täglich als Urtinktur
5 Tropfen in etwas Wasser, 6 Wochen lang.

Wenn Sie Blut im Urin haben beziehungsweise im Urin ein schleimig eitriges Sediment enthalten ist:

Berberis aristata – Begrannte Berberitze

In der ayurvedischen Pflanzenheikunde wird Berberis aristata, auch Indian Berberis oder Nepal Berberis genannt, bei Blasen- und Prostatakarzinom eingesetzt.

Die indischen Ärzte Pareek aus Agra in Nordindien haben in ihren Vorträgen und ihrem auf deutsche erschienen Buch (*siehe Literaturanhang*) „Krebs heilbar durch Homöopathie", auf diese Heilpflanze im Kontext von Blasen- und Prostatakarzinom hingewiesen.

Um diese Pflanze einzusetzen, ist es sinnvoll, sich an erfahrene Praktiker/innen der ayuverdischen Medizin zu wenden.

Chimaphila umbellata – Winterdoldenlieb

Dosierung: 2 x täglich **Chimaphila Umbellata Urtinktur,** 5 Tropfen in etwas Wasser, 6 Wochen lang.

9.2. Prostata

9.2.1. Prostatahypertrophie

Wenn Sie eine Vollnarkose bekommen haben:

Nux vomica C30

Dosierung: 1 – 3 x nach der OP jeweils drei Globuli **Nux vomica C30**, wenn Sie sich benommen fühlen und unter Übelkeit und Frösteln leiden.

Staphisagria C200

Dosierung: An zwei bis drei aufeinander folgenden Tagen jeweils einmal 3 Globuli.

Bellis perennis C30

Dosierung: 4 Tage lang alle zwei Stunden 3 Globuli **Bellis peren-**

nis C30, nachdem die erste Gabe das Mittel **Staphisagria C200** war.

Naturheilkunde bei allen Prostataerkrankungen:

Chimaphila umbellata – Doldenwinterlieb

Dosierung: 2 – 3x täglich **Chimaphila umbellata Urtinktur** 5 Tropfen in etwas Wasser, 6 Wochen lang.

Sabalis serrulatae – Sägepalme

Dosierung: **Sabal C3**; 3 mal täglich 5 Globuli, 6 Wochen lang oder **Sabalis serrulatae fructus Urtinktur**, 1 x täglich 10 – 15 Tropfen in etwas Wasser oder als Fertigarzneimittel, 6 Wochen lang.

Achtung: Beim Einsatz der Urtinktur und den Fertigarzneimitteln ist eine Kontraindikation gegeben bei gleichzeitiger Einnahme von blutgerinnungshemmenden Arzneimitteln wie Marcumar u. a. und Acetylsaliylsäure und anderen Schmerzmitteln. In diesem Fall sollten Sie **Sabal** als homöopathisches Arzneimittel wie oben beschrieben in der **C3** einnehmen.

Außerdem:

Epilobium parviflorum – Kleinblättriges Weidenröschen

Epilobium parviflorum als Tee nach einem Rezept von Bruno Vornaburg: „Natürlich gesund mit Heilpflanzen“ (*siehe Literaturanhang*):

- 40 gr. kleinblättrige Weideröschen
- 30 gr. Brennesselwurzel
- 20 gr. Goldrutenkraut
- 20 gr Schlüsselblumenblüten

Dosierung: 3 x täglich einen gehäuften Teelöffel voll Kraut mit ¼ Liter kochendem Wasser übergießen, 10 Minuten ziehen lassen.

Oder in Form von einer Urtinktur:

Dosierung: **Epilobium parviflorum und Sabalis serrulatae als Urtinktur.** 3 x täglich von beiden Urtinkturen jeweils 8 Tropfen in etwas Wasser. Die Urtinkturen können gemischt werden.

9.2.2. Prostatakarzinom

Nach der Diagnose:

Aconitum napellus – Eisenhut

Dosierung: 1 bis 2 x am Tag der Diagnosemitteilung 3 Globuli **Aconitum C200**, ebenso jeweils eine einmalige Gabe von 3 Globuli, wenn Sie vor weiteren Untersuchungen oder operativen Eingriffen Angst und Ruhelosigkeit empfinden.

Wenn Sie eine Vollnarkose bekommen haben:

Nux vomica – Brechnuss

Dosierung: 1 – 3 x nach der OP jeweils drei Globuli **Nux vomica C30**, wenn Sie sich benommen fühlen und unter Übelkeit und Frösteln leiden.

Nach der OP (Skalpell):

Staphisagria – Stefanskraut

Dosierung: An drei aufeinander folgenden Tagen jeweils einmal 3 Globuli **Staphisagria C200.**

Zur besseren Heilung bei durchtrennten Nerven:

Bellis Perennis – Gänseblümchen und Hypericum perforatum – Jonanniskraut

Dosierung: Alle 2 Stunden im Wechsel **Hypericum perfolliatum C30** im Wechsel mit **Bellis perennis C30.**

Naturheilkunde: 2 x täglich 10 Tropfen **Chimaphila umbellata Urtinktur** in etwas Wasser , 6 – 8 Wochen lang. Siehe Blasenkarzinom: **Berberis aristata.**

9.3. Hoden

9.3.1. Hydrozele

Bei einer Hydrozele kommt es zu Wassereinlagerungen im Hodengewebe, die auch als Wasserbruch des Hodens bezeichnet werden. Dies kann zu einer Minderdurchblutung der Hoden und zu einer Schädigung der Zeugungsfähigkeit führen. Außerdem kann die Wasseransammlung sich negativ auf bestimmte Bewegungen wie zum Beispiel das Gehen auswirken. Hydrozele bei Erwachsenen sollte operiert werden.

Wenn Sie eine Vollnarkose bekommen haben:

Nux vomica – Brechnuss

Dosierung: 1 – 3 x nach der OP jeweils drei Globuli Nux vomica C30, wenn Sie sich benommen fühlen und unter Übelkeit und Frösteln leiden

Nach Schnittverletzung durch Skalpell:

Staphisagria C200

Dosierung: An zwei bis drei aufeinander folgenden Tagen jeweils einmal 3 Globuli

Außerdem:

Conium maculatum – Gefleckter Schierling

- Folge von Quetschung der Hoden durch Operation
- Schwellung der Hoden
- Verhärtung der Hoden

- Trotz Schwellung/Verhärtung wenig schmerzhaft

Dosierung: Nach OP 2 x täglich eine Gabe **Conium maculatum C30**, 4 Tage lang im Wechsel mit 2 x täglich **Bellis perennis C30**.

Bei ausgeprägtem Bluterguss stattdessen:

Hamamelis – Zaubernuss

- Hodenentzündung mit viel Schmerz und starker Schwellung der Hoden
- Ausgeprägter Bluterguss nach OP am Hoden

Dosierung: 2 Tage lang alle zwei Stunden 3 Globuli **Hamamelis C30**, nachdem die erste Gabe das Mittel **Staphisagria C200** war. Danach 2 x täglich jeweils Hamamelis C30 und Bellis perennis C30.

Naturheilkunde:

Chimaphila umbellata – Dolden Winterlieb

Dosierung: 1 x täglich 8 Tropfen Chimaphila umbellata Urtinktur in etwas Wasser

Und:

Sabalis serrulatae fructus (Früchte der Sägeplame)

Dosierung: **Sabal C3**, 3 x täglich 5 Globuli, 6 Wochen lang

Oder:

Sabalis serrulatae fructus Urtinktur

Dosierung: 1 x täglich 10 – 15 Tropfen in etwas Wasser oder als Fertigarzneimittel (z. B. prostagutt von der Firma Schwabe) über mehrere Monate

9.3.2. Hodenkrebs

Vor der Operation/Für den Schock nach der Diagnose:

Aconitum napellus – Eisenhut

Dosierung: 1 x **Aconitum napellus C200.** Am nächsten Tag nochmal eine Gabe. Nach 14 Tagen die Mittelgabe wiederholen. Diese Mittelgabe wird nach der OP stattfinden.

Am darauffolgenden Tag:

Conium maculatum – Schierling

Dosierung: Nach OP 2 x täglich eine Gabe C**onium maculatum C30** und 2 x **Bellis perennis C30** im Wechsel, 4 Tage lang.

Bei einem ausgeprägten Bluterguss am Hoden:

Hamamelis – Zaubernuss

- Hodenentzündung mit viel Schmerz und starker Schwellung der Hoden
- ausgeprägter Bluterguss nach OP am Hoden

Dosierung: 4 Tage lang alle zwei Stunden abwechselnd eine Gabe **Hamamelis C30** und **Bellis Perennis C30**, nachdem die erste Gabe das Mittel **Staphisagria C200** war.

Ansonsten wird die OP begleitet (*siehe vorheriges Kapitel Hydrozele*) mit:

- **Staphisagria – Stefanskraut:** nach Schnittverletzung
- **Bellis perennis – Gänseblümchen:** Hodenquetschung
- **Hypericum perforatum – Johanniskraut:** Nervendurchtrennung

10. Gynäkologische Operationen

Für alle gynäkologischen Operationen gelten die gleichen Regeln wie im Kapitel 6. Je nach Beschwerden (Folge von Narkose usw.) kommen diese Mittel zu den im folgenden genannten homöopathischen und naturheilkundlichen Mitteln dazu.

Naturheilkunde: Heilsam ist **Frauenmanteltee**, 2 Tassen täglich frisch aufgebrüht, **Schafgarbentee**, **Schafgarbenfrischpflanzenpresssaft** (Schöneberger Säfte).

10.1. Ovarien – Eierstöcke

10.1.1. Eierstockzysten

Die meisten Zysten an den Eierstöcken sind gutartige sogenannte Funktionszysten. Dass heißt, dass der Zyklus der Frau mit dem Auf und Ab der weiblichen Sexualhormone, der Eireifung und dem Eisprung aus dem Rhythmus gekommen ist. Dies ist eine häufige Folge unserer Lebensweise (Schichtarbeit, zu wenig Schlaf, Fernreisen oder die hormonelle Verhütung). Eine solche Funktionszyste verschwindet mit einem erneuten Rhythmus oft nach zwei Menstruationszyklen. Eierstockzysten, die sich jedoch nach drei Monaten nicht zurückgebildet haben, die im Ultraschall nicht eindeutig als einkammrige klar abgrenzbare Zysten erkennbar sind oder die blutgefüllt sind, werden zu Diagnosezwecken oder auch zur Sicherheit operativ entfernt.

Die begleitenden Mittel sind:

Staphisagria- Stefanskraut

Dosierung: Nach der Operation an 4 aufeinander folgenden Tagen jeweils eine Gabe **Staphisagria C200.**

Bellis perennis – Gänseblümchen

Dosierung: 4 Tage lang alle 2 Stunden eine Gabe **Bellis perennis C30**, danach 3 weitere Tage 3 x tägliche eine Gabe.

Carbo vegetabilis – Holzkohle

- Wenn der aufgeblasene Bauch und damit einhergehende Schmerzen im Vordergrund stehen.

Dosierung: 4 Tage lang alle 2 Stunden, zeitlich versetzt mit der Einnahme des Mittels **Bellis perennis,** eine Gabe **Carbo vegetabilis**.

Naturheilkunde: **Frauenmantel**- und **Schafgarbentee** gemischt, 3 Tassen am Tag.

10.1.2. Eierstockentfernung

Bei sehr großen Eierstockzysten, bei blutgefüllten Endometriosezysten und wenn der Verdacht auf Eierstockkrebs besteht, werden diese operativ entfernt. Der Erhalt der Eierstöcke beziehungsweise eines Teils davon sollte immer Zielsetzung der Chirurgen und Chirurginnen sein. Sollte aufgrund eines Krebsgeschehens eine Entfernung beider Eierstöcke notwendig sein, tritt das Klimakterium unvermittelt ein. Verschiedene östrogenwirksame Pflanzen können die Beschwerden lindern (*siehe Naturheilkunde*).

Bellis perennis – Gänseblümchen

- Quetschung im Bauchraum

Staphisagria – Stefanskraut

- Schnittverletzung durch Skalpell

Carbo Vegetabilis – Holzkohle

- Beschwerden durch mit Gas aufgepumpten Bauch

Dosierung: *Siehe Eierstockzysten*

Naturheilkunde: **Frauenmantel** Urtinktur und Tee

Mit östrogen- und gestagenähnlicher Wirkung von Heilpflanzen- können Hitzewallungen, Schlafstörungen, depressive Verstimmungen und durch den Östrogenmangel ausgelöste Gelenkschmerzen gelindert werden:

- Traubensilberkerze (Cimicifuga racemosa)
- Rotklee – Trifolium pratense
- Salbei – Salvia officinalis
- Frauenmantel – Alchemilla vulgaris (gestagenähnliche Wirkung)
- Granatapfel – Punica granatum
- Sowie durch den hohen Gehalt an Vitamin E das Nachtkerzenöl

10.1.3. Ovarialkarzinom – Eierstockkrebs

Bei einem Ovarialkarzinom (Eierstockkrebs) werden die Eierstöcke entfernt. Mit der Entfernung beider Eierstöcke wird der hormonelle Zyklus einer Frau vor den Wechseljahren abrupt beendet. Dies kann starke Wechseljahresbeschwerden zur Folge haben.

Mit den angegebenen naturheilkundlichen Arzneimitteln wird zum einen die Traumatisierung durch die OP homöopathisch begleitet. Zum anderen werden Tees und Tinkturen vorgestellt, die den abrupten hormonellen Abfall von Östrogen und Gestagen lindern können:

Aconitum napellus – Eisenhut

Dosierung: Wegen des Traumas, 1 x C200

Bellis perennis – Gänseblümchen

- Wegen der Quetschungen im Bauchraum

Dosierung: Nach OP stündlich eine Gabe **Bellis Perennis C30**

Staphisagria – Stefanskraut

- Nach OP wegen Schnittverletzung

Dosierung: An drei aufeinander folgenden Tagen jeweils eine Gabe Staphisagria C 200

Lapis albus – Kalziumsilikat

- Bei Eierstockkrebs

Dosierung: **Lapis albus C6** Globuli, 2 x täglich 5 Globuli, 4 Wochen lang zeitlich versetzt mit den anderen OP begleitenden homöopathischen Arzneimitteln.

Naturheilkunde: **Schafgarbentee** gemischt mit **Frauenmantel.**

Bei Wechseljahrsbeschwerden und Beschwerden nach Entfernung der Eierstöcke:

Teemischung nach Margret Madejski aus „Lexikon der Frauenkräuter", Seite 131:

- Frauenmantelkraut 20 g
- Hopfenzapfen 30 g
- Melissenblätter 20 g
- Rotkleeblüten 30 g
- Salbeiblätter 30 g
- Walnussblätter 20 g

Alle Kräuter miteinander mischen. Zwei Teelöffel pro Tasse mit kochendem Wasser übergießen und 10 Minuten ziehen lassen und abseihen, 2 – 4 Tassen frisch aufgebrühten Tee am Tag trinken.

Oder eins der folgenden Mittel:

Humulus lupulus – Hopfen

Dosierung: Tee (als kleingeschnittene Hopfenzapfen) – 3 Tassen frisch aufgebrühten Tee am Tag, 10 Minuten ziehen lassen.

Humulus lupulus Urtinktur

Dosierung: 2 x täglich 10 Tropfen in etwas Wasser.

Weitere Pflanzen, die bei ausgeprägten Wechseljahrsbeschwerden und auch nach einer Eierstockentfernung vor dem Klimakterium hilfreich sind:

- Rotklee – Trifolium pratense
- Salbei – Salvia officinalis
- Frauenmantel – Alchemilla vulgaris
- Traubensilberkerze – Cimicifuga racemosa
- Granatapfel – Punica granatum

Dosierung: Einzeln als Tee, drei Tassen am Tag/
Als Urtinktur von der Firma Ceres 2 – 3 x täglich drei Tropfen in etwas Wasser/
Als Mischungen *siehe Margret Madejski, Hildegard von Bingen und andere*

10.2. Gebärmutter

10.2.1. Gebärmuttersenkung

Bellis perennis – Gänseblümchen und Staphisagria – Stephanskraut

Dosierung: 2 – 3 Tage lang alle 2 Stunden eine Gabe **Bellis perennis C30**, sowie 1 x täglich eine Gabe **Staphisagria C200.**

Naturheilkunde: Frauenmantel-Tee und -urtinktur

10.2.2. Myomentfernung (Myomnukleation)

Circa 30 – 40 Prozent aller Frauen in der Prämenopause haben

Myome in der Gebärmutter. Myome sind gutartige Wucherungen, die sich bilden in der glatten Muskulatur der Gebärmutter oder in der Schleimhaut im Inneren oder Äußeren der Gebärmutter. Myome werden durch einen hohen Östrogenspiegel zum Wachsen angeregt. Viele chemische Substanzen wie Weichmacher wirken im menschlichen Körper wie das weibliche Sexualhormon Östrogen und durch unsere eiweiß- und fettreiche Ernährung verstärkt sich die Östrogenwirkung noch.

Myome werden nie bösartig, können aber massive Menstruationsblutungen zur Folge haben oder aber auch durch ihr Wachstum auf die Blase drücken und zu einer Reizblase beziehungsweise einer chronischen Blasenentzündungssymptomatik führen. Insbesondere die Blutungen können zu einer ausgeprägten Anämie, einer Blutarmut, führen.

Die Therapie der Wahl war bis vor ein paar Jahren im Wesentlichen die Gebärmutterentfernung. Dank besserer Operationstechniken wird heute, wenn es von der Lage und Anzahl der Myome möglich ist, eine Myomnukleation gemacht, das heißt das operative Herausschälen des Myoms aus der Gebärmutter. Es gibt auch weitere neuere Methoden der Myomentfernung. Die hier genannte homöopathische und naturheilkundliche Begleitung bezieht sich auf die immer noch hauptsächlich praktizierte chirurgische Entfernung des Myoms:

Bellis perennis – Gänseblümchen

- Quetschungen im Bauchraum durch OP

Staphisagria – Stefanskraut

- Schnittverletzung durch ein Skalpell

Dosierung: Einmal täglich eine **Gabe Staphisagria C200** und 3 – 4 Tage lang 4 x täglich eine Gabe **Bellis Perennis C30.**

Naturheilkunde:

Frauenmanteltee und/oder Frauenmantelurtinktur,

Schafgarbentee und/oder Schafgarbenfrischpflanzenpressaft

Dosierung: 3 Tassen frisch aufgebrühten Tee gemischt zu gleichen Teilen aus Frauenmantel und Schafgarbe. Zusätzlich 2 Esslöffel Schafgarbenfrischpflanzenpresssaft über 6 Wochen. Danach Frauenmantel Urtinktur 2 x täglich 5 Tropfen mindestens 6 Monate lang.

10.2.3. Endometriose

Bei der Frauenerkrankung Endometriose sind Zellen der Gebärmutterschleimhaut (dem Endometrium) außerhalb der Gebärmutter angesiedelt. Wie das in der Gebärmutter befindliche Endometrium bauen sich diese Zellen durch die Wirkung des weiblichen Sexualhormons Östrogen auf und führen durch den Hormonabfall am Ende eines jeden Zyklus zu Blutungen und dadurch Verklebungen der inneren Organe, vor allem der Bauchorgane. Bei einem großen Teil der betroffenen Frauen führt dies zu starken Menstruationsschmerzen und bei circa 40 Prozent zu einer eingeschränkten Möglichkeit, schwanger zu werden. Für eine sichere Diagnose einer Endometriose ist eine Bauchspiegelung notwendig um die Verklebungen und Endometriose-Herde diagnostizieren (und teilweise auch gleich bei der Bauchspiegelung entfernen) zu können. Blutgefüllte Eierstockzysten sind meistens ein Symptom der Endometriose.

Die homöopathischen Mittel einer Endometriose OP sind:

Bellis Perennis – Gänseblümchen und Staphisagria – Stephanskraut

Dosierung: 3 – 6 Tage nach OP stündlich eine Gabe **Bellis Perennis C30**. In den ersten drei Tagen nach OP einmal täglich, zeitlich versetzt zu Bellis perennis, eine Gabe **Staphisagria C200**.

Naturheilkunde: **Schafgarbentee**
Dosierung: 2 – 3 Tassen frisch aufgebrühten **Schafgarbentee**, 6 Wochen lang

10.2.4. Gebärmutterentfernung – Hysterektomie

Siehe vorheriges Kapitel „Endometriose“.

10.2.5. Gebärmutterkarzinom (Endometriumkarzinom)

Dieselbe Medikation wie bei 10.2.3. Hysterektomie, zusätzlich:
Lapis albus – Kalziumsilikat
Dosierung: **Lapis albus C6** Globuli, 2 x täglich 5 Globuli, 4 Wochen lang zeitlich versetzt mit den anderen OP-begleitenden homöopathischen Arzneimitteln.

10.2.6. Konisation (Kegelschnitt)

Bei einer Konisation wird am inneren Ring des Muttermunds ein Kegel herausgeschnitten. Dieser operative Eingriff ist das Mittel der Wahl bei einer über Monate bestehenden Zellveränderung am Gebärmuttermund. Die Klassifizierung dieser Zellveränderungen reicht von dem sogenannten PAP Wert 1 (keinerlei Abweichungen) bis hin zum PAP 5 (krebsartige Zellveränderungen) Bei Stufe 5 ist ein operativer Eingriff unbedingt notwendig.

Zwischen dem PAP 3D, 4A oder 4B gehen die Meinungen über die Notwendigkeit einer Konisation auseinander, denn diese Werte können sich wieder verbessern zu einem gesunden PAP Wert. Allerdings sind längere Zeit bestehende „schlechte PAP- Werte“ oder das gleichzeitige Vorhandensein einer Infektion mit einem Hochrisikovirus der Gruppe der humanen Papillom-Viren (16 und 18) meist ein Indikator für eine Verschlechterung des PAP Werts und legt eine Konisation nahe.

Staphisagria – Stefanskraut

- Schnittverletzung

Bellis Perennis – Gänseblümchen

- Quetschung des weichen Gewebes im Bauchraum

Dosierung: An drei aufeinander folgenden Tagen nach OP eine Gabe **Staphisagria C200**. Den restlichen Tag über, auch 3 Tage lang, alle zwei Stunden eine Gabe **Bellis Perennis C30**.

Naturheilkunde:

Tee gemischt zu gleichen Teilen aus Schafgarbe und Frauenmantel

Dosierung: 3 Tassen Tee aus **Frauenmantel** und **Schafgarbe**, 6 Wochen lang

Ficus religiosa – Bodhi-Baum aus Indien

- Bei Zellveränderungen und Krebs des Muttermundes (Zervix)

Dosierung: 2 x täglich 5 – 8 Tropfen **Ficus religiosa Urtinktur** in etwas Wasser, 4 – 6 Wochen lang.

11. Operationen der weiblichen Brust

Bei allen Operationen der Brust kommt es zu einer Quetschung des Brustgewebes.

Das wichtigste Mittel nach Quetschungen des Brustgewebes ist:

Bellis perennis – Gänseblümchen

Dosierung: In den ersten 3 Tagen nach der Brust-OP alle 2 Stunden 3 Globuli.

11.1. Gutartige Brusttumoren: Brustzysten

Bei Brustzysten handelt es sich um gutartige flüssigkeitsgefüllte Tumoren in der weiblichen Brust. Zur Diagnosestellung, ob es sich tatsächlich um gutartige Brustzysten handelt, wird zunächst ein Ultraschallbild gemacht. Wenn dieses Bild keinen eindeutigen Befund ermöglicht, wird eine Punktion und Untersuchung der Zystenflüssigkeit gemacht.

Ledum palustre – Sumpfporst

- Mittel nach einer Punktion

Bellis perennis – Gänseblümchen

- Nach jedem operativen Eingriff der Brust

Staphisagria – Stephanskraut

- Nach jeder Schnittverletzung

Dosierung: 4 Tage lang alle 2 Stunden eine Gabe **Ledum palustre C30** im Wechsel mit **Bellis Perennis C30**. Sollte die Brust danach noch schmerzen, nehmen Sie weitere 2 Tage 2 x täglich von jedem der beiden Mittel eine Gabe. Zusätzlich nehmen Sie 3 – 4 Tage lang, zeitlich versetzt, eine Gabe **Staphisagria C200**.

Naturheilkunde: Solange die Wunde nicht verheilt ist, legen Sie nasse Kompressen mit einer **Calendula-Urtinktur**/Wasser Mischung getränkt auf die Wunde (Mischverhältnis: 1 Tasse mit 200 ml lauwarmem Wasser und 20 Tropfen Calendula Urtinktur). Nachdem die Wunde verheilt ist, reiben Sie die Brust täglich zweimal mit **Veilchenöl** oder **Veilchencreme** ein (sehr gut eignet sich die Veilchencreme nach dem Rezept von Hildegard von Bingen).

11.2. Gutartige Brusttumoren – Fibroadenome

Diese häufigsten, gutartigen Tumore der Brust bestehen überwiegend aus Bindegewebe und haben eine glatte Kapsel. Viele Frauen stellen sich so eine Zyste vor, wie eine Murmel im Brustgewebe. Ein Fibroadenom lässt sich leicht im Brustgewebe verschieben und ist oft in der Nähe der Brustwarze angesiedelt. Der Knoten unterscheidet sich deutlich vom übrigen Brustgewebe; seine Größe kann zwischen 5 Millimeter und 5 Zentimeter liegen. Der Arzt/Ärztin kann gewöhnlich schon bei der Tastuntersuchung feststellen, dass es sich um ein Fibroadenom handelt.

Knapp ein Drittel aller Frauen vor den Wechseljahren sind davon betroffen. Damit ist das Fibroadenom der häufigste aller gutartigen Tumoren der Brust, 15- bis 30-jährige Frauen sind am häufigsten betroffen. Ein weiterer Altersgipfel liegt bei 45- bis 55 Jahren. Auch nach den Wechseljahren können in seltenen Fällen Fibroadenome entstehen, insbesondere unter Hormonbehandlung. Diese Knoten entarten nur äußerst selten.

Das Hauptproblem von Fibroadenomen ist ihr Wachstum, das meist in Schüben erfolgt, und die Frauen dann erheblich beunruhigt. Besonders in der Schwangerschaft können Fibroadenome infolge der kräftigen Hormonproduktion stark wachsen. Doch das ist kein Grund zu Panik, wenn die Diagnose einmal durch eine Gewebeprobe gesichert wurde. Denn: Fibroadenome wachsen, aber entarten extrem selten. In der Mammografie und im Ultraschall ist der Knoten scharf abgegrenzt und damit als Fibroadenom sichtbar.

Behandlung bei einer OP wegen eines Fibroandenomen: *Siehe Brustzysten.*

Außerdem:

Phytolacca – Kermesbeere

Dosierung: **Phytolacca C6**, 2 x täglich 5 Globuli, 4 Wochen lang.

11.3. Ernährung und naturheilkundliche Behandlung und Begleitung

bei gutartigen Brusttumoren und Mastopathie

Schulmedizinisch gibt es keinen Erklärungsansatz für die Entstehung von Brustzysten und Zysten überhaupt. Naturheilkundler/innen vertreten die Theorie, dass angesichts qualitativ schlechterer Nahrung (ausgelaugte Böden/Pestizide) der Organismus der Menschen zunehmend vergiftet ist. Da es der Leber nicht mehr gelingt, diese Giftstoffe auszuscheiden, bildet der Körper als Kompensation eine zweite Leber in Form einer Zyste, eines Fibroms, einer Gelenksentzündung, in denen die Giftstoffe abgelagert werden. Deshalb ist man in der Naturheilkunde nicht so schnell dabei, solche Zysten und andere gutartige Tumore zu entfernen. Denn die Zyste hat ja offensichtlich die Funktion, das Gleichgewicht aufrechtzuerhalten.

Die Therapie besteht darin, durch eine mineralstoffreiche und ausleitende Ernährung eine Entgiftung des Organismus zu erreichen und damit das Terrain für eine Zystenbildung zu verringern.

11.3.1. Brustgesunde Ernährung

Rohkost

- Hirse (7 Tage Hirsekur) ohne Salz kochen
- Körnerkur
- Gerste

Kein Jodsalz

- Ausleitende Tees wie Brennessel, Schachtelhalm

Kein tierisches Eiweiß

Fleisch und Wurst enthalten viele gesättigten Fette, die sich wiederum ungünstig auf unser Hormonsystem auswirken. Sie fördern die Östrogensynthese des Körpers bzw. die Umwandlung der männlichen Hormone in Östrogene. So entsteht ein Hormonungleichgewicht.

Kein Stress

Stress erhöht die Durchlässigkeit der Darmschleimhaut für Giftstoffe, die die Leber nicht mehr ausscheiden kann und die dann in die Brust gelangen. Deshalb ist es ein Behandlungsziel, die Verdauung und Ausscheidung zu verbessern, die Durchblutung anzuregen, den Zellaustausch zu erhöhen und damit auch die Säuberung von Schlacken.

Löwenzahnwurzel und Salbei

15 Minuten ziehen lassen und trinken

Achtung: ***Schwangere und stillende Frauen sollen keinen Salbeitee oder Salbei in anderer Form einnehmen***

Keinen Kaffee, kein Schwarztee

Keine Bügel BHs

Keine Deos, die Aluminium-Salze enthalten

Basenreiche Ernährung

Insgesamt auf eine basenreiche Ernährung achten- Viel Gemüsesäfte trinken um den Stoffwechsel basischer zu machen.

Rote und schwarze Bohnen 10 Stunden köcheln lassen und den Sud danach trinken = leitet gut aus.

Für die Verdauung

Sennesblätter, Artischocke, Holunder, Malve, Minze

Für die Leber

Urtinktur von Löwenzahn (Taraxacum officinalis) oder **Mariendistel (Carduus marianus).**

Für die Harnwege

- **Schachtelhalm** (Equisetum arvense)
- Getrocknete Aprikosen essen, enthalten viele Mineralstoffe
- Sesam und Sonnenblumenkerne

Wickel

- **Heilerde mit Schachtelhalmtee** anrühren, auftragen, entspannen (1 – 2 cm dick auftragen).
- **Retterspitz:** Eine Lösung für die äußerliche Anwendung, die unter anderem Arnikatinktur, Thymol und verschiedene ätherische Öle enthält. Die Retterspitzlösung wird im Verhältnis 1: 1 mit lauwarmem Wasser gemischt. Ein Baumwolltuch oder ein Leinentuch wird in das Wasser mit der Retterspitz-Lösung getaucht und als feuchter Wickel zum Beispiel auf die Brust aufgelegt. Der Wickel sollte ganz glatt aufgelegt werden. Um den feuchten Wickel wird dann ein Handtuch und darüber ein Wolltuch gelegt/gewickelt, damit es nicht zu einer Unterkühlung kommt.
- **Ingwerkompresse:** Hier wird in einen Topf mit heißem Wasser ein Stoffbeutel mit grob geriebenem Ingwer gehängt.
  In dieses Wasser wird dann ein Baumwoll- oder Leinentuch getaucht, ausgewrungen und feucht auf die Brust gelegt und ebenso mit einem Handtuch und schließlich einem Wolltuch eingewickelt.
- **Rhizinusölpackungen:** Hier kaufen Sie eine kleine Flasche Rhizinusöl in der Apotheke. Sie nehmen ein angewärmtes Baumwoll- oder Leinentuch und tränken es mit dem Rhizinusöl und legen es auf den betroffenen Bereich(die Brust oder bei Uterusmyomen z.B. auf den Bauch). Wieder mit einem Handtuch und schließlich einem Wolltuch/ Wolldecke warm einpacken.

Bei allen Wickeln 10 – 15 Minuten ruhen. Während der Menstruation sollten Sie keine Wickel machen um die Gebärmutterkontraktionen nicht anzuregen.

Einreibungen

- Einreiben mit Wildrosenöl
- Veilchencreme nach Hildegard von Bingen
  (ist über die Apotheke beziehbar)
- Veilchenöl
- **Brustsalbe nach Margret Madejski**, Lexikon der Frauenheilkräuter:
    - Ringelblumenöl 90 ml
    - Gelbes Bienenwachs 12 – 15 gr
    - Wollwachs 20 gr
    - Conium (Schierling) Urtinktur 5 ml
    - Scrophlaria nodosa Urtinkur 3 ml
    - Taraxacum (Löwenzahn) Urtinktur 5 ml
    - Ätherisches Rosenöl 4 – 5 Tropfen
    - Ätherisches Rosengeranienöl 2 – 3 Tropfen

  Zubereitung: Ringelblumenöl mit Bienenwachs und Wollwachs im Wasserbad erhitzen bis sich alles verflüssigt hat. Nun aus dem Wasserbad nehmen und unter ständigem Rühren nacheinander die Tinkturen und dann die ätherischen Öle untermischen bis die Masse milchig wird.

11.4. Mostopathie

Es gibt Frauen, die zu einem knotigen Brustgewebe neigen. In den meisten Fällen sind die Knoten ebenso wie Brustschmerzen und

Brustschwellung zyklusabhängig, das heißt, sie sind die Folge eines meist gestörten oder aus dem Rhythmus gekommenen Hormonzyklus. Deshalb besteht ein wichtiger naturheilkundlicher Ansatz in der Behandlung der Mastopathie darin, das hormonelle Ungleichgewicht zu behandeln. Das hormonelle Ungleichgewicht äußert sich oft in Symptomen wie starke Wassereinlagerungen, Stimmungsschwankungen, Lust auf Süßes, eventuell Ödeme, Harnblasenentzündungen, Kopfschmerzen, Übelkeit und Erbrechen. Dieses Symtomkomplex wird auch prämenstruelles Syndrom genannt.

Für diese körperlichen Symptome gibt es zwei mögliche Erklärungen:

1. Es kann zur übermäßigen Ausschüttung des FSH Hormons kommen (Follikelstimulierendes Hormon, das die Eierstöcke anregt) oder

2. Es kann sich um einen Gestagenmangel handeln.

Behandlung

- Weniger Salz
- Mehr Kalium: Regt die Darmtätigkeit an und reguliert den Wasserhaushalt (Kalium befindet sich in Reis, Weizen, Kartoffeln, Bananen, Erdnüsse, Birnen, Kohl, grünen Bohnen, Haselnüsse, Mandeln und Pollen).
- Mehr Vitamin B (grünes Gemüse, Eigelb, Hefe)
- Magnesium (entkrampfend)
- Mehr Vitamin A, vor allem bei schmerzenden Brüsten zum Ende des Zyklus. Vitamin A findet sich in Karotten, Knoblauch, Zwiebel, Tomaten, Blattspinat, Linsen, Johannisbeeren, Himbeeren, Brombeeren, Aprikosen, Zitronen, Hagebutten, Pflanzenölen.

Um die Östrogenproduktion zu bremsen

- Urtinktur von Mönchspfeffer und Frauenmantel
- Dazu noch zur Entschlackung Tees (*siehe ausleitende Tees)*

Man kann mit Heilkräutern den Menstruationszyklus und die Symptome eines prämenstruellen Syndroms positiv beeinflussen.

Bei einer Mastodynie I bis III Grades.

Die Hauptpflanze für knotige Brüste ist **Phytolacca**, die amerikanische Kermesbeere.

Dosierung: **Phytolacca C6**, 1 – 2 x täglich 3 Globuli oder 3 Tropfen. Die Brüste täglich mit Heilsalben einreiben. 6 Wochen lang, danach 6 Wochen Pause, eventuell nochmal 6 Wochen.

11.5. Brustkrebs

Im Kapitel Brustkrebs sind alle Beschreibungen der verschiedenen Brustkrebsarten als auch der Symptome, die auf Brustkrebs hindeuten, zitiert aus dem sehr informativen Ratgeber: „Überlebensbuch Brustkrebs" der Autorinnen Ursula Goldmann Posch und Rita Rosa Martin (Seite 5-8) und durch Anführunsgzeichen gekennzeichnet.

Das Mammakarzinom ist die häufigste bösartige Erkrankung bei Frauen. Jedes Jahr erkranken in Deutschland über 55 000 Frauen neu an einem Mammakarzinom.

Bei folgenden Veränderungen sollten Sie immer zum/r Arzt/Ärztin gehen, da sie bei gutartigen wie auch bei bösartigen Erkrankungen der Brust auftreten:

- „**Schmerzen:** Schmerzen in der Brust sind immer ernst zu nehmen, besonders aber, wenn sie einseitig und unabhängig von Ihrer Periode auftreten."
- „**Tastbare Veränderungen:** Nicht nur Knoten, sondern auch Verhärtungen in Ihrer Brust sowie Schwellungen in der Achselhöhle machen weitere Untersuchungen notwendig."
- „**Sichtbare Veränderungen:**
    - Eine Brust wird größer
    - Es bildet sich Orangenhaut
    - Hartnäckige Farbveränderungen (Rötungen und Entzündungen) treten auf"

- „Brustwarze zieht sich ständig nach innen, obwohl Sie bisher keine so genannten Schlupfwarzen hatten."
- „Austritt von Flüssigkeit aus einer oder beiden Brustwarzen außerhalb der Stillzeit, unabhängig von Farbe (milchig, blutig, schwarz) und Menge."

Die richtige Diagnose kann nur durch eine Biopsie gestellt werden, die bei Hautveränderungen im Bereich der Brustwarze immer erfolgen sollte. Je nach Befund bekommen Sie unterschiedliche Behandlungsvorschläge seitens der Schulmedizin. Sollte es möglich sein, wird heute meistens brusterhaltend operiert. Außerdem wird vor der Operation durch ein Kontrastmittel, das in die Blutbahn gespitzt wird, der Befund erhoben, ob der Wächterlymphknoten und eventuell weitere Lymphknoten befallen sind. Nur noch dann werden heute in größerer Zahl Lymphknoten entfernt. Bei der Gewebeuntersuchung des durch eine Biopsie gewonnenen Brustgewebes wird in folgende Kategorien unterteilt (mit nachfolgend unterschiedlichen Behandlungskonzepten).

11.5.1. Nichtinvasive Karzinome (In-situ Karzinome)

„Bei diesen besonderen Typen von Brustkrebs, auch In-situ-Karzinome genannt, zeigen die einzelnen Zellen unter dem Mikroskop zwar alle Eigenschaften von Krebszellen, allerdings mit einem wesentlichen Unterschied: Sie sind noch auf ihren Ursprungsort begrenzt, also noch nicht in die Nachbarschaft eingedrungen (nichtinvasiv) Deshalb streuen diese Karzinome nicht und können keine Metastasen bilden. Je nach ihrem Ursprungsort werden zwei Formen von In-situ-Karzinomen unterschieden: Ein intraduktales (in den Milchgängen) In-situ Karzinom DCIS und ein lobuläres (in den Drüsenläppchen) In-situ-Karzinom CIIS."

11.5.1.1. Duktales Carcinoma in situ (DCIS, CDIS)

„Hier sind die Krebszellen streng auf die Milchgänge begrenzt.Das duktale Karzinom in situ breitet sich oft nicht gleichzeitig aus. Es überspringt beim Wachsen kleine Strecken in den Milchgängen. Diese Lücken können bis zu einem Zentimeter betragen. Bei der Entfernung solcher Krebsvorstufen muss der Sicherheitsabstand von einem Zentimeter zwischen dem veränderten und dem gesunden Brustgewebe eingehalten werden. Wenn es möglich ist, wird auch bei einem duktalen Karzinom in situ eine brusterhaltende Operation gemacht, im schlechtesten Fall eine Mastektomie (Brustamputation). Das duktale Karzinom in situ bildet in der Regel keine Metastasen. Ein DCIS wird meist nur über seine typische Mikrokalkspur in der Mammographie entdeckt. Nur in einem Teil der Fälle wird aus dem DCIS auch tatsächlich Krebs. Es bildet nur selten Knoten und ist deshalb fast nie tastbar."

11.5.1.2. Carcinoma lobulare in situ (abgekürzt CLIS):

„Diese Krebszellen sind in den feinsten Gängen der Brustdrüsenläppchen sesshaft und streuen ebenfalls keine Metastasen in den Organismus. CLIS wird meist zufällig vom Pathologen/der Pathgologin entdeckt, wenn er/sie das Brustdrüsengewebe untersucht, das aus anderen Gründen entnommen wurde. CLIS ist fast nie tastbar und neigt auch nicht zur Verkalkung wie das DCIS, weshalb es auch in der Mammographie nicht zu sehen ist. Dieser Krebs tritt in etwa 60 Prozent gleichzeitig an verschiedenen Stellen innerhalb einer Brust auf, in über 30 Prozent auch beidseitig. Etwa 20 Prozent der Betroffenen entwickeln innerhalb von 14 Jahren ein invasives Mammakarzinom. Frauen mit einem CLIS Karzinom sollten regelmäßig mit Kernspintomographie überwacht werden."

11.5.1.3. Schulmedizinische Behandlung bei in situ Karzinomen der Brust

Die Beschreibung der unterschiedlichen Brustkrebsformen (In-situ-Karzinome, DCIS, CLIS, sowie die verschiedenen invasiven Karzinome) sind in großen Teilen zitiert aus dem sehr informativen und gut lesbaren Buch: „Überlebensbuch Brustkrebs" der Autorinnen Ursula Goldmann Posch und Rita Rosa Martin, siehe Bücherliste im Anhang.

„In- situ Karzinome werden, wenn das möglich ist, brusterhaltend operiert. Eine Mastektomie wird dann vorgeschlagen, wenn das Krebsgewebe an verschiedenen Stellen der Brust entstanden ist und so keine ausreichende Entfernung des tumorösen Gewebes ins Gesunde hinein möglich ist."

Zur Begleitung bei brusterhaltender Operation:

- **Aconitum napellus – der Eisenhut** (wegen des Schocks)
- **Staphisagria – Stefanskraut** (Folge von Schnittverletzung)
- **Bellis Perennis – Gänseblümchen** (Quetschung des Brustgewebes)
- **Nux vomica – Brechnuss** (Folge von Narkose)

Dosierung: An drei aufeinander folgenden Tagen nach der OP 1 x täglich eine Gabe **Aconitum napellus C200**, zwei Stunden später eine Gabe **Staphisagria C200**, den restlichen Tag alle zwei Stunden eine Gabe **Bellis perennis C30**. Nux vomica ist nur notwendig, wenn Sie die Narkose schlecht vertragen und Sie Symptome haben wie Frösteln, Übelkeit und Überreiztheit. In diesem Fall 2-3 x im Stundenabstand ein Globuli **Nux vomica C30**.

Naturheilkunde:

Imperatoria - Meisterwurz

Zur Ausleitung der verabreichten Medikamente und des Anästhetikums.

Dosierung: 2-3 x täglich 3 Tropfen **Meisterwurz**-Urtinktur in etwas Wasser einnehmen.

Schafgarbentee/Schafgarbenfrischpflanzenpressaft

Dosierung: 3 x täglich eine Tasse frisch aufgebrühten **Schafgarbentee**, 1 gehäufter Teelöffel auf ¼ Liter kochendes Wasser oder **Schafgarbenfrischpflanzenpressaft**, 2-3 Messbecher (entspricht einem Esslöffel voll) des Schafgarbenfrischpflanzenpresssaft.

Nach einer Brustamputation (Mastektomie):

Dieselben Mittel *wie bei brusterhaltender Operation*.

Zusätzlich:

Calendula officinalis – Ringelblume

Arnika montana – Bergwohlverleih

Dosierung: Siehe OP bei brusterhaltender Operation, doch nehmen Sie jetzt **Bellis perennis C30** im stündlichen Wechsel mit **Calendula C30** und **Arnika C30**, 5 Tage lang.

11.5.2. Invasive Karzinome

„Die Bezeichnung »invasive Karzinome« fasst alle Formen von Krebs zusammen, die bereits in das benachbarte Gewebe eingedrungen sind. Damit besteht die Gefahr, dass Krebszellen in den Körper gestreut wurden, was letztlich zu Tochtergeschwülsten (Metastasen) führen kann. Deshalb sind die verschiedenen Arten von invasivem Brustkrebs systemische Erkrankungen, die nicht mehr nur auf die Brust allein beschränkt sind, sondern das gesamte Organsystem betreffen können. Die genaue Beurteilung, um welchen Krebstyp es sich handelt lässt sich erst durch eine Gewebeuntersuchung treffen. Auch die invasiven Mamakarzinome werden je nach Entstehungsort unterteilt in:"

11.5.2.1. Invasives duktales Karzinom

„Dieser von den Milchgängen (ductus) ausgehende bösartige Tumortyp ist mit rund 78 Prozent der häufigste Brustkrebs. Er bildet oft feste Knoten, die in der Mammographie und im Ultraschall gut zu sehen sind. Eine Unterform des invasiven duktalen Karzinoms ist das Paget-Karzinom, dass mit einem scheinbar harmlosen Ekzem (schuppende Rötung) der Brustwarze oder des Warzenhofes auf sich aufmerksam macht. Es tritt überwiegend in Verbindung mit einem DCIS, einem Karzinom in situ oder einem invasiv duktalen Karzinom auf. „

11.5.2.2. Invasives lobuläres Karzinom:

„Etwa zwölf Prozent aller Brustkrebserkrankungen entwickeln sich in den hauchfeinen Gangsystemen der Drüsenläppchen und sind schwer von diesen zu unterscheiden. Das ist auch der Grund, warum lobuläre Karzinome seltener getastet werden und auch von sehr erfahrenen Radiologen/Radiologinnen in der Mammographie nur in etwa 90 Prozent erkannt werden. Eine höhere, aber auch nicht 100-prozentige Trefferquote bietet hier die Kernspintomographie."

Bereits vor einer Operation können sie bei einer sehr schmerzhaften und geröteten Brust folgendes Mittel einnehmen:

Phytolacca decanadra – Kermesbeere
Dosierung: 3 x täglich 5 Globuli **Phytolacca C6**, 10-14 Tage lang.
Wenn Phytolacca nicht hilft statt dessen

Oder im Wechsel:
Asterias rubens – Roter Seestern

Heftige beißende oder schießende Schmerzen in der betroffenen Brust, manchmal mit einem Ausschlag zwischen den Brüsten.
Dosierung: *Siehe Phytolacca oder auch im Wechsel mit Phytolacca.*

11.5.2.3. Inflammatorisches Karzinom:

„Der Name kommt von der sichtbaren Veränderung, die dieser eher seltene Brustkrebstyp mit sich bringt: eine Entzündung, im Lateinischen »Inflammatio« genannt. Die Brust kann geschwollen, entzündlich gerötet oder überwärmt sein und wie die Schale einer Orange kleine Dellen aufweisen. Im Unterschied zu der sehr schmerzhaften Brustentzündung (Mastitis), die ähnlich aussieht, haben Frauen mit einem inflammatorischen Karzinom meist keine Beschwerden. Die Diagnose wird durch eine Gewebeprobe (Biopsie) gestellt. Sie klärt, ob außer der Haut auch das Innere der Brust, die Brustdrüse, betroffen ist. Diese Brustkrebsart ist besonders aggressiv."
Als begleitendes homöopathisches Mittel kommt in Frage:

- **Belladonna – Tollkirsche:** Die Brust ist heiss rot und pochend, Verschlechterung durch Bewegung

- **Bryonia – weisse Zaunrübe:** Die Brust kann auch heiß, rot und verhärtet sein. Die Patientin möchte sich überhaupt nicht bewegen, da die geringste Bewegung schmerzt.

- **Phytolacca – Kermesbeere:** Harte und schmerzhafte Knoten in der Brust, sie kann dunkelrot und geschwollen sein, sehr empfindlich gegen jede Berührung
- **Pulsatilla – Küchenschelle:** Druck und Wundheitsgefühl in der Brust, ängstliche und weinerliche Stimmung.

Naturheilkunde:

- Quarkumschläge – Quark dünn auf ein Küchenhandtuch streichen, auf die Brust legen, mit einem Handtuch zudecken.
- Umschläge mit Essigmutter und Tonerde (Essigmutter ist der Pilz, der sich auf dem lange stehenden vergärenden Essig bildet. Falls das nicht zur Hand ist, können Sie auch Heilerde verwenden.)

12. Homöopathische Begleitung bei Krebserkrankungen

Zu empfehlen sind:

- Ein eher basischer Stoffwechsel (**Brottrunk,** oder auch **Kartoffel-Frischpflanzensaft**, damit der Stoffwechsel basischer wird: Wenig tierisches Eiweiß, Weglassen von Kaffee, Schwarztee, etc.
- Milchsauer vergorener **Rote Bete Saft**
- Mistelpräparate gespritzt – **Iscador**
- **Haferfrischpflanzenpresssaft** zur Stärkung
- **Crataegus oxyacantha**, als Frischpflanzenpresssaft oder als **Crataegus C6** (3 mal tgl 5 Globuli) zur Stärkung des Herzmuskels

Bei Angst-, Unruhezuständen und Schlaflosigkeit:

- **Passiflora incarnata Urtinktur** 3 x 5 – 8 Tropfen in etwas Wasser

- **Geranium robertianum Urtinktur** (Firma Ceres) 2 Wochen lang 2 x täglich 3 Tropfen in etwas Wasser
- Danach: **Angelica archangelica Urtinktur** (Ceres) 3 Wochen lang 2 x täglich 3 Tropfen in etwas Wasser

12.1. Chemotherapie

In der Regel werden bei Chemotherapien heute verschiedene zelltötende Medikamente kombiniert eingesetzt. Dies soll zum einen die Nebenwirkungen streuen und damit erträglicher machen und zum anderen die Tumorzellen an unterschiedlichen Punkten angreifen. Auch wenn viele Chemotherapien heute verträglicher sind, bedeuten sie doch eine große Belastung für den Organismus. Deshalb ist es sehr wichtig, dass Sie sich in den Phasen, in denen keine Chemotherapie gemacht wird, so weit es möglich ist erholen und Kräfte sammeln.

12.1.1. Übelkeit nach Chemotherapie

Die folgenden Mittel sollten die Chemotherapie besser verträglich machen und die Nebenwirkungen mildern:

Cadmium sulfuratum

Dosierung: **Cadmium sulfuratum**, 2 x täglich in der **C30** während der Chemotherapie-Zyklen.

Wenn die Nebenwirkungen durch die Chemotherapie (Übelkeit, Erbrechen, brennende Schmerzen) durch Cadmium sulfuricum nicht ausreichend gelindert werden, nehmen Sie zusätzlich noch 3 – 4 x täglich eins der folgenden Mittel, dass Ihrem Befinden am ähnlichsten ist:

Arsenicum album

- Übelkeit und Erbrechen während Chemotherapie
- Brennen im Magen mit Verlangen nach Wasser in kleinen

Schlucken (doch Flüssigkeiten werden schlecht vertragen und häufig gleich wieder erbrochen)

- Mangel an Lebenswärme

Dosierung: 4 x täglich eine Gabe **Arsenicum Album D6** während der Chemotherapiezyklen und zusätzlich zeitlich versetzt, 2 x täglich eine Gabe **Cadmium sulfuricum C30**

Cadmium sulfuratum

Es ist das Hauptmittel während der Chemotherapie, um diese besser verträglich zu machen.

- Bei Magen- und Darmkrebs mit dem Symptom des Bluterbrechens
- Übelkeit
- Würgen
- Starkes Brennen im Magenbereich

Dosierung: **Cadmium sulfuratum C30**, 2 x täglich während der Chemotherapiezyklen.

Ipecacuanha – Brechwurz

- Ständige Übelkeit, die den Patienten/die Patientin handlungsunfähig macht
- Flauheitsgefühl im Magen
- Übelkeit wird durch Erbrechen nicht besser
- Andauernde Übelkeit und Erbrechen mit sauberer Zunge
- Ekel vor Nahrung, selbst vor dem Geruch von Nahrung

Dosierung: Stündlich 3 Globuli **Ipecacuanha D6**, solange die Übelkeit anhält .

Nux vomica – Brechnuss

- Saurer Geschmack und
- Übelkeit nach dem Essen
- Gewicht und Schmerz im Magen
- Möchte erbrechen, kann aber nicht
- Fröstelig
- Empfindlich und überreizt

Dosierung: Stündlich 3 Globuli **Nux vomica D6** solange die Übelkeit anhält.

Sepia – Tinte des Tintenfischs

- Übelkeit mit Schwäche und Ohnmachtsgefühl
- Übelkeit und Schwächegefühl als Folge der Chemotherapie

Dosierung: **Sepia C30**, 2 – 3 mal täglich eine Gabe, solange der Zustand anhält, aber maximal während eines Chemotherapiezyklus.

Tabacum nicotianum

- Starke Übelkeit
- Fühlt sich, als müsste sie sterben
- Ihr wird kalt, klamm, blass
- Kopfschmerzen mit elender Übelkeit
- Elende Übelkeit, herabsinkendes Gefühl im Magen
- Übelkeit mit oder ohne Erbrechen, was sie handlungsunfähig macht

Dosierung: Mehrfach täglich eine Gabe **Tabacum C30** während der Chemotherapiezyklen.

Naturheilkunde: Trinken Sie in der Zeit der Chemotherapie täglich 2 – 3 Tassen Misteltee. Misteltee unterstützt einerseits Ihr Herz-Kreislauf-System, das in dieser Zeit auch sehr belastet wird, und lindert die Folgen der Chemotherapie, indem es die Anzahl der Killerzellen des Abwehrsystems erhöht. Wichtig ist es außerdem, Leber und Niere zu unterstützen, über die die Giftstoffe der Chemotherapie ausgeschieden werden müssen.

12.1.2. Leberstärkend

Hauptpflanze ist die:

Mariendistel – Cardus Marianus

Dosierung: Am besten geeignet in Form von Extrakten. Gut wirksam ist z.B. das Präparat Legalon oder 2 x täglich 5 Tropfen Carduus marianus in der Urtinktur.

In der Urtinktur ist leider auch Alkohol enthalten, deshalb das Medikament eine Zeitlang in Form von Tabletten oder auch in Form von Tees einnehmen, damit die Leber nicht zusätzlich belastet wird.

Schöllkraut – Chelidonium

Dosierung: **Chelidonium C6**, 1 x täglich 5 Globuli

Schöllkraut ist leicht giftig – deshalb besser als Dragees, Tabletten, Kapseln oder Tropfen kurmäßig maximal 4 Wochen lang einnehmen. Am besten unter der Anleitung eines erfahrenen Pflanzenheilkundlers/Pflanzenheilkundlerin.

Taraxacum officinale – Löwenzahn

Zur Anregung der Leberfunktion, zur Ausleitung und Entgiftung der Chemotherapeutika durch die Leber, zur Unterstützung der Gallenfunktion und Verbesserung der Verdauung

Dosierung: 2 Wochen lang 2 x täglich 3 Tropfen **Taraxacum** Urtinktur (Firma Ceres) in etwas Wasser.

12.1.3. Nierenstärkend

Goldrutenkraut

Dosierung: Echtes **Goldrutenkraut** mit einer Tasse kochendem Wasser übergießen und 10 Minuten ziehen lassen, mehrfach täglich. Oder ein Goldrutenpräparat.

12.1.4. Schleimhautentzündung im Mund während der Chemotherapie

Naturheilkunde:

Machen Sie einen Aufguss mit **Brombeerblättern** und/oder **Eibischblättern** und spülen Sie den Mund damit mehrfach täglich.

12.2. Abmagerung und Entkräftung bei Krebs

Alfalfa – amerikanischer Schneckenklee

Amerikanischer Schneckenklee, ist eine Luzerne aus der Familie der Schmetterlingsblütler, Heimat Vorderasien. Verwendet wird das frische Kraut. Durch seine Wirkung auf den Sympathicus beeinflusst Alfalfa die Nahrungsaufnahme günstig. Appetit und Verdauungstätigkeit werden angeregt, dadurch erfolgt eine starke Besserung der geistigen und physischen Leistungsfähigkeit mit Gewichtszunahme.

Alfalfa Urtinktur

- Bei Gewichtsverlust und zur allgemeinen Kräftigung

Dosierung: 3 x täglich 5 Tropfen in etwas Wasser einnehmen.

Chininum arsenicosum

- Bei ausgeprägter Abmagerung und Schwäche

Dosierung: **Chininum arsenicosum D3**, 3 x täglich 5 Globuli

12.3. Bestrahlung

Ein Teil der schulmedizinischen Krebsbehandlung ist die radioaktive Bestrahlung. Diese Behandlung wird meist standardmäßig und oft kombiniert mit der Chemotherapie angewendet. Auf den Nutzen oder auch die Risiken dieser standardisierten Bestrahlung soll hier nicht weiter eingegangen werden. Verschiedene therapeutische Richtungen beurteilen die Bestrahlung durchaus unterschiedlich. Von daher ist es wichtig für Sie, sich vorher zu erkundigen, welche Behandlungsvorschläge die jeweilige Klinik Ihnen nennt. Lassen Sie sich auf jeden Fall auch in einer anthroposophischen oder einer ayuverdischen Klinik in Bezug auf die Chemotherapie und die Bestrahlung oder mögliche Alternativen in Ihrem konkreten Krankheitsfall informieren.

Folgende Mittel kommen in Frage:

Cadmium sulfuricum

- Unterstützt den Organismus, wenn es durch die Bestrahlung zu einer Strahlendermatitis (Verbrennung) kommt.

Dosierung: 2 – 3 x täglich 3 Globuli während der Bestrahlung.

Radium bromatum – Radiumbromid

Dosierung: An jedem Bestrahlungstag nach der Bestrahlung
1 x C200, 3 Globuli.

X-Ray – röntgenbestrahlter Milchzucker

Vor allem, wenn es auf Grund der Bestrahlung zu einer Dermatitis (Hautentzündung) kommt oder zu Einrissen vor allem am Übergang von Haut zur Schleimhaut.

Dosierung: 3 x täglich 3 Globuli **X-Ray C30** während der Bestrahlung. Sowie 1 x täglich Radium bromotum C200.
Siehe Beschwerden durch Röntgenstrahlen und Bestrahlung.

Bei Symptomen eines „Röntgenkaters“:

Phosphorus – Phosphor

- Störungen des Appetits
- Übelkeit und Erbrechen
- Kopfschmerzen
- Schwindelgefühle

Dosierung: 3 – 4 mal täglich 3 Globuli **Phosphorus C6**

12.3.1. Verbrennungen durch Röntgenstrahlen und nach Strahlenbehandlung

Brandwunden werden je nach Schwere in drei, manchmal auch vier Schweregrade eingeteilt. Die hier vorgestellten Selbsthilfetipps umfassen nur die Behandlung von Schweregrad eins und zwei:

1. Grad: Hautrötung, verursacht durch die Schwellung kleinerer Gefäße.

2. Grad: Brandblasen, Absonderung von Gewebeflüssigkeit aus dem Wundbereich.

Cadmium sulfuricum
Dosierung: 2 – 3 x täglich 3 Globuli **Cadmium sulfuricum C30.**

Cadmium Sulfuricum unterstützt den Organismus, wenn es durch die Bestrahlung zu einer Strahlendermatitis und/oder schweren Verbrennungen kommt.

Cantharis – spanische Fliege

- Brandwunden mit Blasenbildung

Dosierung: 3 x täglich eine Gabe **Cantharis C30** (solange die Symptome vorhanden sind).

Causticum – Ätzkalk

- Verbrennungen mit Schmerzen

Dosierung: Alle 2 Stunden eine Gabe **Causticum C30**.

X-Ray

- Wenn weder **Cantharis** noch **Causticum** helfen und bei schweren und schlecht heilenden Verbrennungen.

Dosierung: Stündlich im Wechsel jeweils eine Gabe **X-Ray C30** und **Causticum C30**.

Radium bromatum:

- Bei schweren und schlecht heilenden Verbrennungen

Dosierung: **X-Ray C30**, **Radium Bromatum C200**, **Causticum C30** und **Cadmium Sulfuricum C30** abwechselnd im stündlichen Wechsel.

Äußerliche Anwendung nur bei Verbrennungen 1. und 2. Grades:

Brennessel Umschläge (Urticaria urens)

Sterile Wundkompressen in der Größe der Brandwunde. Sie können auch ein nicht bedrucktes Baumwolltuch nehmen (z.B. eine Windel). Sie sollte jedoch vor der Benutzung wegen der Infektionsgefahr gebügelt sein.

Die **Urticaria-Essenz** wird mit kühlem Wasser im Verhältnis 1: 10 verdünnt (ein Teil Essenz, 9 Teile Wasser). Die Kompresse oder das Tuch wird in das Wasser mit der Brennesseltinktur gelegt, etwas ausgedrückt und auf die Brandwunde gelegt. Darüber kommt eine

Mullbinde, mit der die Kompresse vorsichtig auf der Brandwunde fixiert wird. Die Kompresse darf unter keinen Umständen trocken werden, deshalb sollten Sie immer wieder die Kompresse und die darüber gewickelte Mullbinde mit der Urticaria-Wasser-Mischung nass halten. Machen Sie mehrfach am Tag Umschläge.

Oder die genannten Umschläge stattdessen mit Calendula Urtinktur:

Umschläge mit Calendula Urtinktur

Sterile Mullkompressen in der Größe der Brandwunde oder ein nicht bedrucktes Baumwolltuch (gebügelt). Eine Schüssel kühles Wasser mit einem Fassungsvermögen von etwa einem halben Liter mit einem Esslöffel voll Calendula-Urtinktur. Die Kompresse wird in das Wasser mit Calendula-Urtinktur gelegt, nass auf die Brandwunde aufgelegt und mit einer Baumwollbinde fixiert. Die Wunde wird regelmäßig mit dem Wasser/Calendula Urtinktur-Gemisch nass gehalten. Auch bei täglichem Wechsel des Verbands muss dieser vorher damit ganz getränkt werden.

12.4. Knochenmetastasen

Symphytum – Beinwell
Dosierung: 3 x täglich 5 Globuli D6, 4 Wochen lang

12.5. Lebermetastasen – chronische Leberentzündung

Carduus marianus-Urtinktur
Dosierung: 3 x täglich 5 Tropfen in etwas Wasser.

Oder:

Carduus marianus D3

Dosierung : 3 x täglich 5 Globuli **Carduus marianus D3**, über einige Wochen hinweg.

12.6. Lungen- und Bauch-Ödeme infolge von Metastasen

Apocynum cannabinum – Hundsgiftgewächs

- Wasseransammlung im Lungen und Bauchbereich
- Bei Lungenödemen:
    - Kurzer trockener Husten
    - Atmung kurz und unzureichend
    - Bläuliche Hautverfärbung
    - Verlangen nach kalten Getränken und Abdecken

Dosierung: 3 – 4 x täglich 5 Globuli **Apocynum cannabium D6** in ein Glas mit Wasser und mehrmals täglich einen Schluck trinken.

Wenn die Mittel nicht helfen, wenden sie sich an eine Fachmann/frau für klassische Homöopathie

13. Stärkung eines geschwächten Immunsystems

Menschen, die an einer chronischen und schweren Erkrankung leiden, haben immer ein geschwächtes Immunsystem. Obwohl es immer wieder Veröffentlichungen zum menschlichen Immunsystem gibt und es sozusagen in aller Munde ist, leben wir heute in einer Zeit der Immunschwäche. Ein großer Teil der Erkrankungen in den industrialisierten Ländern gehen auf eine Immunschwäche zurück, ob Krebserkrankungen, Diabetes, Multiple Sklerose, Allergien, Asthma, viele Erkrankungen des rheumatischen Formenkreises und natürlich die HIV-Infektionen. Es gibt eine ganze Reihe von Faktoren, die Erkrankungen aufgrund eines geschwächten Immunsystems entstehen lassen. Aber als Erkrankung unserer Zeit hat die Immunschwäche auch damit zu tun, dass wir Krankheiten keine Zeit mehr geben zur Heilung. Solange, bis eine dann meist schwerere und chronische Erkrankung uns zwingt, innezuhalten. Nur sind chronische Erkrankungen schwieriger zu behandeln und noch viel schwieriger zu heilen. Menschen, die einen operativen Eingriff hinter sich haben, brauchen in besonderem Maß eine Stärkung des Immunsystems und damit ihrer Selbstheilungskräfte.

13.1. Zeit, um gesund zu werden

Vieles, was die Schulmedizin heute an sogenannter Prävention anbietet und auch ein großer Teil der Behandlung ist darauf ausgerichtet, die Krankheitssymptome schnellstmöglich zum Verschwinden zu bringen. Wer kennt das nicht? Man/frau geht mit Halsschmerzen, Brustschmerzen, einer Blaseninfektion oder einem grippalen Infekt in ärztliche Behandlung und kehrt mit einem Antibiotikum zurück. Erstaunlicherweise verschwinden die Krankheitssymptome oft innerhalb von Stunden, aber zurück bleibt oft genug ein Zustand von Schwäche. Es folgt ein erneuter Ausbruch der Krankheitssymptome nur kurze Zeit später.

Jede Erkältungserkrankung, die auf diese Weise „behandelt" wird und bei der die Erkrankten dann fast immer wieder sehr schnell in den Alltag mit seinen massiven Anforderungen an den Organismus zurückkehren, wird mit einer Schwächung des Immunsystems bezahlt. Manche Menschen, die über ein sehr starkes Immunsystem verfügen, können so etwas öfter und besser verkraften. Andere, mit einem schwächeren Immunsystem, haben dann kaum noch Abwehrkräfte. So sind immer wieder auftauchende Herpes-Infektionen ein Zeichen für ein geschwächtes Immunsystem. Heilung bedeutet, dass unser Immunsystem gekräftigt wird und unsere Selbstheilungskräfte wieder stark werden. Der wichtigste Schritt, um unser Immunsystem zu stärken, ist, die Krankheit auszuheilen, Zeit zu haben, um krank zu sein und genesen zu können. Jegliche Unterdrückung der Symptome führt zu einer Blockierung der Selbstheilungskräfte. Das kann sehr gefährlich werden. Ein dauerhaft blockiertes Immunsystem kann beispielsweise einer viralen Infektion nichts entgegensetzen. Viren haben bei der Entstehung von Krebs ihren Anteil, vermutlich genau den, dass bei abwehrgeschwächten Menschen virale Infektionen einen Lippenherpes auslösen können, aber auch einen Herpes Zoster (eine Gürtelrose), und genauso kann dadurch eine Zellmutation entstehen, die zu einem Krebsgeschehen führen kann.

Deshalb: *Akute Erkrankungen benötigen Bettruhe*. Akute Erkrankungen ausheilen durch Wärme, Ruhe, genug Schlaf und unterstützende Pflanzen.

13.2. Vorsicht mit Antibiotika

Antibiotika sind in den seltensten Fällen notwendig, um gesund zu werden. Sie werden deshalb so oft eingesetzt, damit die Erkrankten bald wieder in den Arbeits- und Schulalltag zurückkehren können. Diese „beschleunigte Heilung" ist fast immer eine Milchmädchenrechnung, denn sie lässt eine Abwehrschwäche entstehen und damit ständige Rezidive dieser und anderer Infektionserkrankungen. Viele andere medizinische Behandlungen dienen demselben Ziel. Seit einigen Jahren gibt es beispielsweise die Impfung gegen die Windpocken. Mit der Einführung dieser Impfung wurden auch die Risiken der Windpocken mit viel Medienecho verbreitet. Hauptgrund dieser Impfung ist jedoch, dass die Wirtschaft sich dadurch eine geringe Ausfallrate der Eltern von an Windpocken erkrankten Kindern spricht.

13.3. Eine gesunde Darmflora stärkt das Immunsystem

Eine Vielzahl der Blasenentzündungen, Darm- und Vaginalinfektionen entsteht durch eine Ernährung, die den Stoffwechsel übersäuert, Medikamente wie Antibiotika und Penizillin, die die gesunde Darm- und Vaginalflora zerstören und durch Hormonbehandlungen, durch die sich das gesunde Milieu im Darm und bei Frauen in der Scheide verändert und pathogene Bakterien und andere Erreger sich ausbreiten können.

Wir können die Selbstheilungskräfte unterstützen durch:

- Ernährungsumstellung
- Symbioselenkung zum Wiederaufbau der gesunden Darm- und Scheidenflora
- Einnahme von Heilpflanzen, mit denen die Folgen einer Fehlbesiedlung mit pathogenen Keimen behandelt wird

Ernährungsumstellung

- Vermeiden Sie Weißmehl, Zucker, Soft-Drinks
- Kein Kaffee, Schwarztee, Alkohol
- Wenig tierisches Eiweiß
- Viel Kräutertee, Gemüsesäfte und nicht zusätzlich gezuckerte Obstsäfte

Symbioselenkung

Kur mit Symbioflor oder anderen Präparaten

Bei chronischen Fällen gehen Sie so vor:
2 Fläschchen Prosymbioflor (siehe Packungsbeilage)
2 Fläschchen Symbioflor I
2 Fläschchen Symbioflor II
In dieser Zeit sollten Sie den Pilz nicht nähren durch falsche Ernährung (Weißmehl, Zucker) – *siehe Ernährungsumstellung*.

Scheidenflora regenerieren:

- Begleitend zu der Symbioselenkung, die oral eingenommen wird, führen Sie 1 Woche lang nachts ein Vaginalzäpfchen ein mit **Taubnessel** und **Thymian** (Bezug : Fragen Sie bei ihrem nächstgelegenen Frauengesundheitszentrum oder Eversbusch-Apotheke, Michael Aigner, Eversbuschstrasse 92, 80999 München, Telefon : 089 8122159).
- Danach eine Woche lang jede Nacht ein Vaginalzäpfchen mit Döderlein Bakterien (Handelsname: Vagiflor).
- In der dritten Woche können Sie dann noch pro Nacht eine Woche lang eine Vitamin C Vaginaltablette einführen (Vagi C).

Bei chronischen Infektionen:

8 Wochen lang **Kapuzinerkresse Urtinktur** (Tropaeolum majus)
Dosierung: 2x täglich 10 Tropfen in etwas Wasser einnehmen

Zu Ausleitung nach wiederholten Antibiotikagaben:

Okoubaka (Okoubaka aubrevillei – Baumrinde aus Westafrika)

- Wirkt entgiftend
- Bei Pankreasschäden
- Magen-Darm- Katarrhe

Dosierung: 2 x täglich 5 globuli Okubaka D6, 6 Wochen lang.

Basenreiche Ernährung

Am besten stärken Sie ihr Immunsystem durch eine vollwertige Ernährung und den Verzicht auf die „Fast Food". Bedenken Sie bitte, dass sich in Tiefkühlpizzas alle möglichen ungesunden Zutaten befinden wie beispielsweise Geschmacksverstärker, Aromen, jodiertes Salz und vieles mehr. Auch der Markt der Zusatzstoffe und Vitamine ist kritisch zu sehen.

Wenig säurebildende Nahrungsmittel

Das Wichtigste ist eine Ernährung mit wenig säurebildenden Nahrungsmittel. (Säurebildner sind die schon erwähnten Lebens- und Genussmittel: Kaffee, Schwarztee, zuckerhaltige Getränke, Weißmehl, tierisches Eiweiß).

Empfehlenswerte Nahrungsmittel

Anstelle von Nahrungsmittelergänzungen sollten sie regional erzeugte und nicht gespritzte und behandelte Produkte essen. Je nach Symptomen, die z. B. durch die schulmedizinische Behandlung entstanden sind (entzündete Schleimhaut beispielsweise) können Sie in der nun folgenden Auflistung Nahrungsmittel aussuchen und in den Speiseplan aufnehmen.

Zink (fehlt häufig bei Candidapatientinnen)

- Weizenkeime, Weizenkleie
- Cashewkerne, Erdnüsse
- Sojamehl, Hafer, Weizen, Gerste
- Emmentaler, Gouda, Tilsiter, Eigelb
- Hülsenfrüchte

Eisen (Immunabwehr)

- Hirse
- Weizenkeime
- Roggen
- Hafer
- Dinkel
- Eigelb
- Brennnessel
- Sonnenblumenkerne
- Pistazien
- Nüsse
- Kokosraspeln
- Löwenzahn
- Mangold
- Schwarzwurzeln

- Pfifferlinge
- Rote Bete
- Rote Säfte

Vitamin C

- Rote Paprika
- Brunnenkresse
- Sanddornsaft
- Hagebutten
- Brennnessel
- Petersilie
- Weißkohl
- Sauerkraut
- Zitrusfrüchte (reif geerntet)

Vitamin B6 (Magensaftproduktion, Eiweißstoffwechsel)

- Weizenkeime
- Buchweizen
- Reis
- Hirse
- Walnüsse
- Haselnüsse
- Sardinen
- Lachs
- Avocado
- Banane
- Linsen
- Kichererbsen
- Knollensellerie
- Porree
- Rosenkohl
- Grünkohl
- Brunnenkresse

Folsäure (Zellneubildung, Schleimhäute etc.)

wird gebraucht für die Syntheseleistung der Darmflora

- Weizenkeime und -kleie

- Roggen
- Weizen
- Ei
- Hefe
- Wirsing
- Sojabohnen
- Wachsbohnen
- Orange
- Honigmelone
- Banane
- Avocado
- Gemüse: Roher Spinat, Endivien, Brokkoli, Rote Bete, Chinakohl

Beta Karotin (Schleimhäute, Immunsystem)

- Grüne, gelbe und rote Gemüse, besonders Karotten
- Käse, besonders Camembert
- Obst: Hagebutte, Honigmelone, Sanddorn, Aprikose, Kiwi

Vitamin E (Hautschutz)

- Nachtkerzenöl
- Kaltgepresstes Weizenkeimöl
- Sonstige kaltgepresste Öle (z.B. Sonnenblumenöl, Walnussöl)

13.4. Bewährte Naturheilverfahren bei Erkältungskrankheiten und anderen akuten Infektionen

Die folgenden Kapitel sind eine Zusammenstellung von homöopathischen und naturheilkundlichen Tipps bei akuten Infekten und Erkrankungen. Durch ein geschwächtes Immunsystem sind Sie anfälliger für Infektionen aller Art. Nach Operationen und vor allem nach einer Strahlen- und Chemotherapie sollten Sie akute

Infektionen wie beispielsweise einen grippaler Infekt oder eine Blasenentzündung durch Bettruhe, ausreichend Schlaf und gegebenenfalls naturheilkundliche und homöopathische Medikamente behandeln. Im Folgenden werden häufige akute Erkrankungen, die bei immungeschwächten Menschen auftreten können, und ihre möglichst sanfte Behandlung aufgeführt.

13.4.1. Unterkühlung

Wenn Sie merken, dass Sie sich unterkühlt haben, können sie zu Hause gleich ein Senfmehl-Fußbad nehmen: Helles Senfmehl in der Apotheke kaufen. Vorsicht, brennt auf der Haut. Eine Handvoll in ein Geschirrhandtuch oder Ähnliches geben, abbinden und in einem Eimer 34° – 37° warmen Wasser ziehen lassen. 3 – 5 Minuten baden und dann die Füße abduschen, eincremen und Wollsocken anziehen. Zuerst bei sich selbst ausprobieren.

Nicht geeignet für Babys und Kleinkinder!

Ansteigendes Fußbad

In einen Eimer mit gut temperiertem Wasser (34° – 37°) einen halben Esslöffel Honig mit einigen Tropfen ätherischem Rosmarinöl vermischt geben und langsam heißes Wasser nachlaufen lassen. Fußbad circa 10 Minuten. Danach Füße mit einem Fußbalsam eincremen und mit Wollsocken ins Bett.

Bei Erkältungen, die auftreten, wenn es eine schnelle Temperaturänderung gibt von warm zu kalt (so wie es im Herbst typischerweise ist oder als Folge von Klimaanlagen):

Dulcamara – bittersüsser Nachtschatten

Dosierung: 2 – 4-x täglich 5 Globuli **Dulcamara D6**, 2 Tage lang.

Plötzlich auftretende Erkältungen meist mit hohem Fieber, nachdem das Kind/der Erwachsene sehr kalten Wind ausgesetzt war:

Aconitum napellus – Eisenhut
Dosierung: **Aconit D6**, 3 – 4 x täglich 5 Globuli .
Kinder brauchen bei grippalen Infekten jedoch meist das unter Fieber genannte Mittel Belladonna – siehe Kapitel „grippale Infekte" (häufig mit hohem Fieber bei Kindern).

13.4.2. Grippale Infekte

- Heißen Holunderbeersaft trinken (Eine Tasse zu ¼ mit Holunderbeersaft füllen, den Saft einer halben Zitrone und einen Löffel Honig hinein geben). Mehrmals täglich heiß trinken.
- Lindenblütentee (Apotheke) 1 Teelöffel für eine Tasse, 10 Minuten ziehen lassen, mit Honig süßen.
- **Tausendgüldenkraut-Tee** – aus der Apotheke (ebenfalls 1 Teelöffel auf eine Tasse).
- Wenn das Kind sehr hohes Fieber hat (40 Grad), ein heißes rotes Gesicht, dann geben Sie jede halbe Stunde **Belladonna D6** Globuli.
- Wenn es hohes Fieber hat, aber im Bett sitzt und spielt, dann **Ferrum phos. comp.** von Wala.
- Wadenwickel – aber erst wenn der Patient/die Patientin sich heiß anfühlt einschließlich der Füße. Dann etwas lauwarmes Wasser nehmen, einen kleinen Schuss Obst- oder Weinessig dazugeben, darin ein Küchenhandtuch tränken, auswringen und locker um die Waden wickeln. Mit einem trockenen Handtuch einwickeln und unter die Decke.
- Eine Zitronenscheibe wird im Fußgewölbe durch einen Socken fixiert und bleibt einige Zeit oder am besten die Nacht über.
- Bei jedem grippalen Infekt viel Vitamin C.
- Für Kinder eignet sich **Sanddorn** Elixier oder Sanostol.

13.4.3. Husten

Bei Husten und Bronchitis wirken Tees aus:

- **Thymian:** 1 Teelöffel für eine Tasse – mit heißem Wasser übergießen und 10 Minuten ziehen lassen.
- **Huflattich:** 1 Teelöffel Blätter mit ¼ Liter heißem Wasser übergießen.
- **Spitzwegerich**tee oder auch Spitzwegerichsirup.
- Teemischungen mit **Huflattich, Wollblumen, Eibisch, Süßholz, Spitzwegerich**.
- Plantago Mayor Balsam von der Firma Wala zum Einreiben der Brust.
- Warme Schmalzwickel oder Kartoffelwickel auf die Brust. In ein Küchenhandtuch werden gekochte heiße Kartoffeln gegeben und etwas zerdrückt und wenn es angenehm von der Temperatur ist, auf die Brust gelegt.
- Zwiebel klein schneiden und mit Honig, Kandiszucker oder Haushaltszucker bestreuen und einige Stunden abgedeckt stehen lassen – den Sud, der entsteht, löffelweise einnehmen.
- Einen schwarzen Winterrettich aushöhlen und nach unten ein Abflussloch machen, mit kleingeschnittenen Zwiebeln und Honig, Zucker oder Kandis füllen – siehe Zwiebelsaft.
- Schneckensirup nach Dr. Holz: Gibt es in der Apotheke zu kaufen. Besonders hilfreich bei ganz hartnäckigem Husten oder Hustenanfällen.
- Gut geeignet ist auch der Schneckensaft, der aber tatsächlich auf der Basis von Eibischwurzel hergestellt ist.

13.4.4. Schnupfen, Stirnhöhlen- und Nebenhöhlenentzündung

- Bei beginnendem Schnupfen **Nasenbalsam** von der Firma Wala – eine kleine Menge unten an die Nasenflügel geben. Es wird mit der Atmung nach oben gezogen.
- Bei Babys nimmt man statt dessen einen Tropfen **Muttermilch** oder **Mayoranbutter.**
- Die Luft im Schlafzimmer befeuchten: Eine Schüssel mit Wasser oder feuchte Tücher nehmen, ins Wasser einen Tropfen Eukalyptusöl oder Latschenkieferöl.
- **Engelwurzbalsam** nach Ingeborg Stadelmann

Achtung: Ätherische Öle nie direkt auf die Baby- oder Kinderhaut geben!

- Inhalieren im Zelt. Setzen Sie sich mit ihrem Kind zusammen unter ein Leintuch, das über zwei Stühle gehängt wird, mit einem Topf kochendem Wasser und Kamille oder Meersalz.
- Rotlichtbehandlung
- Ohrkerzen bei Entzündungen der Stirnhöhle und oder der Nebenhöhlen. Die Ohrkerzen immer auf beiden Ohren abbrennen lassen – auch wenn nur eine Seite betroffen ist.
- Schneckensirup nach Dr. Holz enthält das Enzympräparat **Bromelain** als Sirup. Enzympräparate unterstützen das Immunsystem. Für Erwachsene gibt es Bromelain in Tablettenform, für Kinder in der Sirupform.
- Stark verstopfte Nase mit harten Krusten innen, dabei ständiges Bedürfnis, sich zu schnäuzen, obwohl nichts herauskommt: **Sticta pulmonaris D6**. 4 mal täglich 3 Globuli. Wenn dicker, klebriger fadenziehender Schleim aus der Nase herauszuschnäuzen ist, mit einer völlig verstopften Nase und einer Stimme, die ganz nasal klingt: **Kalium bichromicum D6**, alle zwei Stunden 3 Globuli

13.4.5. Ohrenschmerzen/Mittelohrentzündung

- **Zwiebelsäckchen**. Sie schneiden eine Zwiebel klein und geben diese in ein Stofftaschentuch, ein dünnes Küchenhandtuch oder ähnliches, geben jeweils ein Säcken aufs Ohr und binden das ganze mit einem Schal fest. Möglichst lange auf den Ohren lassen, wenigstens eine viertel Stunde.
- Alternativ wären **Kamillesäckchen**. Sie nehmen jeweils einen Beutel Kamillentee und stellen einen Topf mit Wasser auf den Herd. Wenn das Wasser kocht, legen sie den Topfdeckel verkehrt herum drauf und legen da ihre Kamillesäckchen hinein, und erwärmen sie so etwas. Diese warmen aber nicht heißen Kamillesäckchen werden ebenso wie das Zwiebelsäckchen aufs Ohr gebunden. *(Dauer siehe Zwiebelsäckchen.)*
- **Aconit-Ohrenöl** von Wala. Jeweils einen Tropfen Öl ins Ohr geben.
- Bei einer akuten Mittelohrentzündung mit hohem Fieber, hochrotem Kopf und hochrotem Trommelfell: **Belladonna D6 Globuli** (halbstündlich 3 Gobuli bis zur Besserung).
- Wenn das Kind bei Ohrenschmerzen durchdringend schreit, alles wegwirft, was ihm zur Ablenkung gegeben wird, nach den Eltern schlägt und auch sonst sehr reizbar ist, wenn eine Wange rot, die andere blass ist, dann: **Chamomilla D6** (mehrfach 3 Globuli geben bis zur Besserung).

13.4.6. Halsschmerzen

- Heißer **Holunderbeersaft.** ¼ Tasse Holunderbeersaft mit dem Saft einer halben Zitrone, Honig und heißem Wasser auffüllen.
- **Salbeimilch.** Einige Blätter getrockneten Salbeitee aus der Apotheke mit Milch erwärmen, abseihen und mit Honig süßen.
- **Salbeitee mit viel Honig**
- **Salbeibonbons** aus der Apotheke

- **Kartoffelwickel**: Sie kochen Kartoffeln in ihrer Schale, wenn sie weich sind, legen Sie die noch ziemlich heißen Kartoffeln in ein Geschirrhandtuch und zerdrücken sie darin leicht. Das Geschirrhandtuch wird jetzt umgeschlagen und der Wickel gut temperiert um den Hals gelegt, ein Wollschal drum herum und gut zudecken.
- Halsschmerzen bei Streptokokkenangina: **Apis – Belladonna Kügelchen D6,** 3 – 4 Mal Täglich 5 Globuli.

13.4.7. Durchfall

- Schwarzer Tee (nicht geeignet für Babys und Kleinkinder), **Kamillentee**, **Brombeerblättertee** oder **Heidelbeertee** (in manchen Reformhäusern). Einige der getrockneten Heidelbeeren mit heißem Wasser übergießen und 10 – 15 Minuten ziehen lassen (nicht süßen).
- **Oralpädon (Elektrolytlösung)**
- Heidelbeersaft (Muttersaft) aus der Apotheke mit Wasser vermischt
- Reisschleim
- Geriebener Apfel
- **Gemüsebrühe, Hühnerbrühe**
- In etwas Gemüsebrühe gekochter weißer Reis
- Getränke: **Fencheltee**, Pfefferminz- oder Kamilletee

Achtung: Wenn kleine Kinder oder auch geschwächte Erwachsene 2 Tage nichts essen, ist das gefährlich, aber sie müssen trinken. Sonst müssen sie wegen der Gefahr des Austrocknens in ärztliche Behandlung.

1. Verboten sind: Milch, Zucker, Haferflocken

Zur Ausleitung von Giftstoffen eignet sich das homöopathische Mittel:

Okoubaka (Rinde eines Baumes aus Westafrika)

Dosierung: D4 (alle 2 Stunden 5 Globuli oder eine Tablette)

2. Nach jeder (der häufig vermeidbaren) Antibiotika Behandlung:

- Parallel dazu **Mutaflorkapseln** (aufmachen und das Pulver ins Getränk mischen) oder **Symbioflor Tropfen**. (Bei Infektionen im Hals-Rachenbereich Symbioflor I, bei Infektionen im Magen-Darm-Bereich oder im Urogenitalbereich Symbioflor II, Einnahme siehe Packungsbeilage).
- **Okoubaka D4** 2 mal täglich 4 Wochen lang.

13.4.8. Augenbindehautentzündung

Zum Ausspülen der Augen:

Aufguss

Einen Aufguss aus **Kamillentee** oder **Euphrasia (Augentrost):** Einen Teelöffel Aufguss von Augentrosttee oder des Kamillentees mit einer Tasse kochendem Wasser übergießen und drei Minuten ziehen lassen, abseihen. Eine sterile Mullkompresse in den abgekühlten Pflanzenaufguss legen und auf die geschlossenen Augen legen oder:

- **Euphrasia Augentropfen** von der Firma Wala (in Einzeldosen verpackt)
- Bei eitriger Bindehautentzündung (gelber Eiter in den Augenwinkeln) **Mercurialis Augentropfen** von Wala in der Einzelverpackung (auf der Basis der Pflanze Ringelkraut)

13.4.9. Hautekzem

Es gibt verschiedene Ursachen für Ekzeme. Daher muss man die Behandlung einem Fachmann oder einer Fachfrau überlassen. Bei trockenen Ekzemen/Neurodermitis gibt es einige Tipps, die zu einer Linderung des Krankheitsbildes führen können:

- Umschläge mit Tee aus **Viola tricolor** (Stiefmütterchen)
- Weglassen von Mich und möglichst vieler Milchprodukte

(besser eine Zeit lang Soyamilch oder Ziegenmilch trinken)

- **Halicarcreme** (Hersteller DHU). Die Creme enthält Auszüge der Pflanze Steinsamen (Lithospermum). In der Naturheilkunde wird die Pflanze als naturheilkundlicher „Kortisonersatz" eingesetzt sowohl harntreibendes Mittel als auch bei Ekzemen und Neurodermitis.
- **Nachtkerzenölcreme oder Nachtkerzencreme.** Die Creme enthält Auszüge der Pflanze Steinsamen (Lithospermum). In der Naturheilkunde wird die Pflanze als naturheilkundlicher „Kortisonersatz" eingesetzt sowohl als harntreibendes Mittel als auch bei Ekzemen und Neurodermitis.

13.5. Herpes Zoster (Gürtelrose)

Herpes Zoster wird im Volksmund auch Gürtelrose genannt. Ausgelöst wird sie durch das Varicella Zoster-Virus. Die Übertragung geschieht durch Tröpfchen- und Schmierinfektion. Das bedeutet, dass es eine hohe Ansteckungsgefahr gibt. Bei Kindern, die noch keinen Kontakt mit diesem Erreger hatten, entwickeln sich die sogenannten Wind- oder Wasserpocken. An Windpocken erkrankte Kinder können geschwächte/alte Menschen mit dem Herpes Zoster anstecken. In dem Begriff Windpocken wird die hohe Ansteckungsgefahr bildlich klar (vom Wind übertragen).

Der Herpes Zoster-Virus ist ein DNA-Virus (Nervenzellen), der je nach Immunstärke oder -schwäche in den Ganglienzellen bleibt und bei verminderter Abwehr (z.B. nach schwerer Krankheit oder nach einem operativen Eingriff) wieder ausbrechen kann. Die Erkrankung tritt meist plötzlich auf mit allgemeiner Abgeschlagenheit und Gliederschmerzen. Dann schießen auf gerötetem Grund gruppenförmig angeordnete Hautbläschen auf einer Körperseite im Verlauf eines Nervenstrangs auf. Die Bläschen brennen und sind sehr schmerzhaft. Anfangs enthalten sie eine klare Flüssigkeit, später werden sie eitrig. Daneben können Gefühlsstörungen im erkrankten Hautbezirk oder vorübergehende Lähmungen im Gesicht auftreten. Typisch für diese Krankheit ist, dass nur eine

Körperseite befallen ist, dass die Bläschen äußerst schmerzhaft sind und dass sie auffällig im Verlauf der Nerven erscheinen. Die Rückbildung der Erscheinungen auf der Haut geht unter Eintrocknung der Bläschen vor sich. Eine Abheilung erfolgt öfter mit als ohne Narben. Diese können noch jahrelang sichtbar sein. Nervenreizungen können – besonders bei älteren Menschen – noch monatelang fortbestehen und den Schlaf und das Allgemeinbefinden stören. Als Sitz der Erkrankung ist der Rumpf bevorzugt, daher die Bezeichnung Gürtelrose, trotz der Halbseitigkeit. Die Temperatur ist meist nur geringfügig erhöht. Hin und wieder kann es zu kleinen Blutungen in den Bläschen kommen (Zosterhämorrhagien). In anderen Fällen, besonders bei alten Leuten, werden die Bläschen brandig (Zoster gangränosus).

13.5.1. Die schulmedizinische Behandlung von Herpes Zoster

Die schulmedizinische Behandlung umfasst Schmerzmittel und Aciclovir (Zovirax), die nur in Ausnahmefällen die Wirkung homöopathischer Mittel beeinträchtigen.

Bei postherpetischen Neuralgien brauchen viele Patient/innen stark narkotisierende oder sogar krampflösende Medikamente wie Tegretal, welche die homöopathische Behandlung viel mehr stören.

13.5.2. Lokale und naturheilkundliche Behandlung von Herpes Zoster

Die Behandlung erfolgt sowohl äußerlich als auch innerlich. Zum Eintrocknen der Bläschen empfiehlt sich die Anwendung von Borpulver oder (Pulver von) Kartoffelmehl. Bei heftigen Schmerzen kann eine 10 % -ige Orthoformsalbe aufgetragen werden. Rotlichtbestrahlung und örtliche Bestrahlungen mit Höhensonne können zur Bekämpfung der Schmerzen angewendet werden.

Enzymbehandlung – Bromelain (Ananasenzym)
Gut geeignet ist hierfür zum Beispiel das Präparat Phlogenzym mono.

13.5.3. Die homöopathische Behandlung von Herpes Zoster

Apis mellifica – Honigbiene
Apis ist besonders zu Beginn der Erkrankung hilfreich. Das Mittel beeinflusst die brennenden und stechenden Schmerzen sehr wirksam.

- Brennende Schmerzen, stechend, wund, wandern plötzlich von einem Körperteil zum anderen
- Durstlosigkeit
- Verschlechterung: Wärme
- Besserung: im Freien, kaltes Wasser oder kaltes Baden
- Eines der Hauptmittel bei Gürtelrose im Gesicht, besonders der linken Gesichtsseite
- Die Haut ist rosa, hat stark brennende Schmerzen
- Ausgeprägte Schwellung im Gesicht und besonders um das Auge
- Linderung durch kalte Anwendungen

Dosierung: stündlich eine Gabe (= 3 Globuli) **Apis C6**

Mezereum – Seidelbast
Mezereum beeinflusst sowohl die Bläschen als auch die Schmerzen. Auch gegen zurückbleibende Nervenschmerzen (Neuralgien) leistet es gute Dienste.

- Herpes Zoster mit starkem Juckreiz und Neuralgie mit brennenden Schmerzen
- Neuralgische Schmerzen, die plötzlich kommen und gehen und ein Taubheitsgefühl in dem betreffenden Bereich zurücklassen
- Bläschen erscheinen rund um die Geschwüre, jucken heftig, brennen wie Feuer, mit einem glänzenden feuerroten Hof
- Der Verband klebt an den Geschwüren fest, sie bluten, wenn er abgerissen wird.
- Neuralgische brennende Schmerzen nach Herpes Zoster
- Verschlimmerung: Kalte Luft, kaltes Waschen, nachts, Berührung oder Bewegung, schlimme Folgen von Quecksilber oder Alkohol.
- Ort: Im Rippenbereich, zwischen den Rippenbögen, um Lippen und Zahnfleisch, breitet sich über die gesamte rechte Gesichtshälfte aus

Dosierung: Mezereum, stündlich eine Gabe (= 3 Globuli)
Mezereum C6.

Rhus tox – Giftsumach

Erysipel (Wundrose) von links nach rechts, bläschenartig, gelbliche Blasen, starke Schwellung, Entzündung, Brennen, Jucken. **Verschlimmerung:** Kaltes, feuchtes, regnerisches Wetter, nachts. **Besserung:** Warmes, trockenes Wetter, durch Einhüllen, warmes oder heißes Wasser Bewegung der betroffenen Körperteile.

Das Charakteristikum von Rhus tox ist – von wenigen Ausnahmen abgesehen – das Auftreten und die Verschlimmerung der Schmerzen in der Ruhe und ihre Besserung durch Bewegung. Rhus tox ist häufig das richtige Mittel bei Herpes Zoster. Die Schmerzen bessern sich durch Bewegung. Ort: Linkes Schulterblatt, rechte Seite, rechter Unter- und Oberschenkel.

Dosierung: Nachdem Sie aufgrund der Herpes Zoster-Symptomatik das ähnlichste Mittel herausgesucht haben, nehmen Sie alle 2 Stunden 3 Globuli des betreffenden Mittels in der Potenz C6

14. Blasenentzündungen

Viele Menschen klagen über andauernde oder oft wiederkehrende Blasenbeschwerden. Abzugrenzen sind sie von Entzündungen der Harnblase durch Trichomonaden (Einzeller, so etwas Ähnliches wie Amöben und Chlamydien – siehe Vaginalinfektionen).

Die meisten Blasenentzündungen werden durch Bakterien, vor allem Escheria coli-Bakterien, ausgelöst. Escheria coli-Bakterien sind wichtige Bakterien des Darmes. In der Blase und in der Harnröhre wirken sie hingegen pathogen (krankmachend).

In der Vorstellung der Schulmedizin kommt es beispielsweise durch falsches Abwischen vom After zur Scheide hin zu einer solchen Escheria coli-Infektion. Da unsere Haut und die Schleimhäute über gesunde Schutzmechanismen verfügen (pH-Wert der Haut, Flora der Schleimhäute, pH-Wert des Urins) deuten solche Infektionen darauf hin, dass der Körper übersäuert ist und der normale und gesunde pH-Wert, beispielsweise des Urins, in Unordnung geraten ist. Dasselbe gilt, wenn die gesunde Flora, die für uns existenziell ist, durch Antibiotika-Gaben gestört ist und sich dadurch pathogene Keime ausbreiten können.

Weitere mögliche Erreger: Proteus, Klebsiellen, Enterokokken, Pseudomonaden oder Streptokokken.

Hauptsymptome:

- Häufiges schmerzhaftes Wasserlassen
- Brennen in der Harnröhre, besonders am Ende des Wasserlassens
- Harndrang, ohne dass Wasser gelassen werden kann
- Schmerzen im Unterbauch

- Trüber, übel riechender Urin, manchmal auch blutig
- Gelegentlich Fieber
- Allgemeines Krankheitsgefühl

Gefahr:
Die aufsteigenden Keime können auch zu einer Nierenbecken- oder einer Nierenentzündung führen. Ähnliche Symptome erzeugt auch die so genannte Reizblase. Sie kommt bei Männern und Frauen vor.

Ursachen für die Reizblase sind:

- Überreizung des Nervensystems (begünstigt durch das Nervensystem reizende Stoffe wie Kaffee und Schwarztee).
- Bei Frauen: Hormonelle Umstellungen in der Schwangerschaft und in den Wechseljahren.
- Bei Männern ab Ende 40 verändert sich (ähnlich wie bei den Frauen in den Wechseljahren, nur allmählicher) der Hormonstatus der Sexualhormone. Das männliche Sexualhormon Testosteron nimmt ab, dadurch wird das auch bei Männern vorhandene weibliche Sexualhormon Östrogen wirksamer. Dies hat Auswirkungen auf alle Zellen im Körper und auch auf die Prostata des Mannes und damit die Blase.

Die häufigsten Ursachen einer Blasenentzündung:

- Eine Harnblasenentzündung wird durch Bakterien hervorgerufen, die meist über die Harnröhren in die Blase aufsteigen.
- Wegen der kürzeren Harnröhre sind Frauen von dieser Erkrankung sehr viel häufiger betroffen.
- Ungenügende oder falsche Hygiene – wenn etwa beim Kotabwischen zur Scheide hin gewischt wird und dadurch Kolibakterien in Scheide und Harnröhre/Blase gelangen können. Die Bakterien stammen meist aus dem Darm.
- Wenig trinken. Normalerweise sorgt der regelmäßige Harnfluss dafür, dass die ableitenden Harnwege steril bleiben und

keine Bakterien aufsteigen können. Harn ist normalerweise steril. Wenn Menschen zu wenig trinken, fällt diese Reinigungsfunktion eventuell weg.

- Geschlechtsverkehr. Vor allem Frauen sind davon betroffen. Wenn sie vorher die Blase nicht geleert hat, können durch den Druck auf die Harnröhre die Bakterien regelrecht in die Scheide, Harnröhre hinein massiert werden.
- Gynäkologische OPs durch die Vagina, Katherisierung (Zangengeburt, Abtreibung).
- Mögliche Folge nach Operationen, Katheter
- Eine Diabetes mellitus Erkrankung
- Abwehrschwäche (zum Beispiel wegen einer anderen Infektion oder Erkrankung. Das kann eine Grippe ebenso sein wie eine vorhandene chronische Erkrankung.)
- Der Urin kann zu sauer oder zu basisch sein. In beiden Fällen begünstigt das die Verbreitung von Bakterien in den Harnwegen. Deshalb kann es wichtig sein, den pH-Wert des Urins in Richtung gesundes Milieu zu verschieben.

Der normale pH-Wert des Urins liegt bei 7 – 7,5.
Unter 7 wird er allmählich sauer, darüber ist er zu alkalisch (basisch)

Das stundenlange Sitzen in geschlossenen Räumen lässt den pH-Wert sinken. Die Folge: Kopfschmerzen, Infektanfälligkeit, rheumatische Schmerzen.

14.1. Die naturheilkundliche Behandlung

14.1.1. Viel trinken

- Am besten viel ungesüßte **Nieren- und Blasentees** oder auch Wasser trinken

- 3 Tassen frisch aufgebrühten **Holunderblütentee**
- 2 – 3 Tassen **Schafgarbentee**
- **Lauch- und Karottensaft**, viel Vitamin C trinken. Obst, Blattgemüse, Säfte. Dadurch wird der Harn leicht sauer, so dass die Bakterien schlechter gedeihen können (nicht bei einer akuten Blasenentzündung).

14.1.2. Säureproduzierende Nahrungsmittel meiden

- Fleisch, weißes Mehl, Zucker, Schwarztee, Kaffee, Kakao, Konserven, Bohnen, Spinat, Schalentiere, Anchovis

Gut sind hingegen:

- Rüben (harntreibend), Roggen (zur Bekämpfung der Entzündung), Lauch (keimtötend).

14.1.3. Enzympräparate

- Ein Enzympräparat einnehmen wie Wobenzym oder Phlogenzym (auf der Basis von Ananasenzym, dem Bromelain)

14.1.4. Aufbauende Präparate

- Darm- und Scheidenflora aufbauende Präparate einnehmen wie Symbioflor, Mutaflor, u.a.

14.2. Was Sie tun können

Bei alkalischem Urin über dem pH-Wert von 7,5 – ***tritt selten auf*** –
Mit Honig gesüßte Tees trinken.

Bei saurem Urin unter dem pH-Wert von 6.5
Folge von zu viel sauer verstoffwechselter Nahrung wie Zucker,

Weißmehl, Fleisch, Wurst, tierischem Eiweiß allgemein, Rhabarber, Schalentiere, Konserven, oder auch langem Sitzen in sauerstoffarmen Räumen wie Büros.

- Mineralwasser, Lauchsaft, Zitronensaft, Gemüsesäfte
- **Basica** oder ***doppeltsaures Natron***
- **Preiselbeersaft**

Nieren- und Blasentee Rezept

- Birkenblätter 30 gr
- Goldrute 2o gr
- Hauhechel 10 gr
- Pfefferminzblätter 10 gr
- Fenchelfrüchte 10 gr

Ackerschachtelhalmtee

Der hohe Kieselsäuregehalt regt die Vermehrung der weißen Blutkörperchen an,er wirkt harntreibend und diuretisch.

- 1 Esslöffel **Ackerschachtelhalmkraut** mit einer Tasse Wasser übergießen und 5 – 10 Minuten ziehen lassen. Täglich 3 Tassen trinken
- Zu jeder Tasse Tee 1 Glas Wasser trinken

Echte Bärentraubenblätter

Diese Heilpflanze macht den Urin antiseptisch und vernichtet feindliche Mikroorganismen. Sie erwärmt die Blasen- und Nierengegend und kräftigt den Harnapparat. Sie verbessert die Durchblutung der Nieren, regt deren Funktion an und trägt so zu einer Verringerung der Harnsäure im Körper bei.

Die Bärentraube hat einen hohen Gehalt an Gerbstoffen. Nach drei Wochen Einnahme sollten Sie eine Pause machen. Während der Einnahme keinen schwarzen Tee und keinen Kaffee trinken.

Bärentraubenblätter können ihre Heilwirkung nur entfalten, wenn der Körper nicht übersäuert ist. Deshalb: Weglassen von Nahrungsmitteln die sauer verstoffwechselt werden:

- Kein Kaffee und Schwarztee
- Kein Alkohol
- Täglich ein Glas Karottensaft
- Schwangere und Nierenkranke sollten keine Bärentraubenpräparate einnehmen
- Zu jeder Tasse Tee 1 Messerspitze doppeltsauers Natron

Bei einer akuten, heftigen Blasenentzündung können Sie neben Nieren- und Blasentees auch Bärentraubenblättertinktur verwenden:

Bärentraubenblättertinktur (Uva Ursi) Urtinktur

Dosierung: 3 Mal täglich 10 – 15 Tropfen in etwas lauwarmem Wasser einnehmen

Birkenblätter

Dosierung: 2 – 3 TL auf eine Tasse kochendes Wasser. 10 Minuten ziehen lassen. Täglich 6 Tassen trinken und jeweils dazu ein Glas Wasser.

Oder:

Brennnesselkraut (entwässernd)

Dosierung: 1 – 2 TL mit einer Tasse kochendem Wasser übergießen, 10 Minuten ziehen lassen und abseihen. Täglich 4 – 6 Tassen trinken.

Goldrutenkraut

Dosierung: 2 Teelöffel Goldrutenkraut mit einer Tasse heißem Wasser übergießen. 10 Minuten ziehen lassen. Täglich 4 – 6 Tassen trinken, zu jeder Tasse Tee ein Glas

Wasser. Wahlweise oder je nach Krankheitszustand kann auch **Goldruten Urtinktur** zusätzlich eingenommen werden: 2 – 3 mal täglich 15 Tropfen in etwas Wasser

Liebstöckelwurzel

Dosierung: 1 – 2 TL zerkleinerte Wurzel mit 1 Tasse kaltem Wasser übergießen, bis zum Siedepunkt erhitzen und abseihen. Täglich 2 Tassen zusammen mit jeweils 1 Glas Wasser auf eine Tasse Tee.

Nicht anwenden bei entzündlicher Nierenerkrankung und nicht während der Schwangerschaft

Petersilienkraut und -wurzel

Dosierung: 1 Esslöffel Petersilienkraut und -wurzel mit einer Tasse kochendem Wasser übergießen, zugedeckt 10 Minuten ziehen lassen und abseihen. 3 mal täglich eine Tasse trinken.

Spargelwurzel

Dosierung: 2 gehäufte Teelöffel zerkleinerte Spargelwurzel mit ¼ Liter kaltem Wasser übergießen, bis zum Siedepunkt erhitzen und abseihen. Täglich 2 – 3 Tassen trinken.

Nicht anwenden bei entzündlicher Nierenerkrankung und bei Ödemen aufgrund von Herz- und Niereninsuffizienz.

Weitere Pflanzen bei Blasenentzündung:

- Brennnessel
- Birke
- Eibisch
- Gundelrebe

- Salbei
- Schafgarbe
- Heublume
- Ackerschachtelhalm

Frischpflanzenpresssaft
Dosierung: Täglich 3 Esslöffel einnehmen (z.B Schöneberger Säfte): Brennessel, Birke, Schafgabe, Ackerschachtelhalm.

14.3. Weitere Pflanzensäfte

Brunnenkresse – Frischpflanzenpresssaft
Dosierung: 2 – 3 x täglich 1 Esslöffel. Nicht länger als 4 – 6 Wochen, da Senföle stark reizend sind

Nicht geeignet für Kinder, Menschen mit Magenerkrankungen oder entzündlichen Nierenerkrankungen

Meerrettichwurzel
Dosierung: Frischpflanzenpresssaft, 2 x täglich 1 TL nach dem Essen. Nur wenige Wochen, da Senföle stark reizend sind.

Nicht geeignet für Menschen mit Magen- und Darmgeschwüren oder entzündlicher Nierenerkrankung und nicht geeignet für Kinder

Vorbeugend:

Kürbissamen

Dosierung: 2 EL Kürbissamen gemahlen oder zerkaut jeweils morgens und abends mit 1 Glas Wasser einnehmen. 3 Monate lang. Kürbissamen gibt es auch als Granulat in Reformhäusern und Apotheken (entzündungshemmend und blasenkräftigend).

Preisselbeersaft
Dosierung: Jeden Tag ein Glas Preiselbeere-Muttersaft (Apotheke oder Reformhaus) verdünnt mit Wasser trinken

Fruchtsäfte
Dosierung: Täglich 1 – 2 Gläser trinken, zu gleichen Teilen gemischt aus: Preiselbeersaft, Johannisbeersaft und Himbeersaft.

14.4. Fußbäder, Wickel

Ansteigende Fußbäder

Regelmäßig vor dem Zubettgehen ein ansteigendes 10 – 20 Minuten andauerndes Fußbad. Die Anregung der Fußsohlendurchblutung bewirkt reflektorisch eine bessere Durchblutung.

Senfmehlfußbad

Ein Senfmehl-Fußbad unterstützt den Körper bei der Entgiftung.

Material:

- 2 – 3 Handvoll weißes oder 1 – 2 Handvoll schwarzes Senfmehl
- Für Kinder jeweils die Hälfte der angegebenen Menge
- Gefäß für ein Fußbad (sollte bis zum Knie reichen)
- Handtuch
- Thermometer

Dosierung: Gefäß mit 37 Grad warmen Wasser füllen (bis es dreiviertel voll ist). Das Senfmehl in ein Stofftuch binden und den Beutel dann ins heiße Wasser zu hängen. Füße rein/Hose o.ä. sollten nicht abschnüren. Warmer Rücken, Handtuch über dem Knie. Gefäß danach auch abdecken, damit Sie nicht das ätherische Öl einatmen, denn dieses kann Übelkeit auslösen. Warmes Wasser nachlaufen lassen – die Temperatur darf nicht unter 37 Grad fallen. Dauer: 10 Minuten, bei Kindern eventuell kürzer. Danach Beine mit angenehm warmem Wasser abspülen. Patient/in zieht jetzt warme Socken an und geht ins Bett – am besten mit einer Wärmeflasche.

Dampfbad (nach Eva Aschenbrenner)

Zwei Handvoll Kräuter aus Salbei, Zinnkraut, Brennnessel, Schafgarbe und Johanniskraut, frisch oder als getrocknete Pflanze (Sie können sich die Kräuter auch in der Apotheke mischen lassen) in einem Topf mit Wasser 10 Minuten kochen lassen. Den heißen Sud dann in eine Schüssel geben, die Sie in die Toilettenschüssel hängen oder stellen. Nicht hineinsetzen!

Nierenauflage bei Nierenschmerzen (nach Eva Aschenbrenner)

Aus jungen Birkenblättern kann man eine Nierenauflage machen. Dazu die Blätter durch einen Fleischwolf drehen oder in einem Mörser verreiben, mit Olivenöl vermischen und leicht anwärmen. Die Masse dünn auf ein Tuch streichen. Über Nacht auf die eine oder beide Nieren legen.

13.2. Die homöopathische Behandlung einer akuten Blasenentzündung

Immer wieder auftretende Blasenentzündungen gehören grundsätzlich in die Hände von Fachleuten. Auch im Falle einer akuten Blasenentzündung sollten Sie eine ärztliche Diagnose stellen lassen. Sie können es aber begleitend mit homöopathischen Mitteln versuchen. Dabei müssen Sie genau nach dem Bild „Ihrer Blasenentzündung“ das Mittel heraussuchen oder, falls bekannt, welche Ursache die Entzündung hat (Folge von Verletzung, nach einem Katheter, usw.). *Schauen Sie unter der Rubrik: Folge von.... nach.*

Die folgenden Mittel sind häufig angezeigt:

Apis mellifica (Honigbiene)

- Zystitis mit brennenden Schmerzen beim Urinieren
- Spärliche Harnausscheidung und Harnsediment oder Eiweiß im Urin Harnverhalten
- Nierenentzündung mit ödematöser Schwellung

Arnika – Bergwohlverleih

- Besteht infolge der Verletzung in den Harnwegen eine erschwerte (und oft schmerzhafte) Harnentleerung oder auch ein Nachträufeln, hat sich Arnika besonders bewährt.
- Dieses Arzneimittel wird in der Homöopathie bei Folgen von Verletzungen eingesetzt.
- Erfahrungsgemäß berichten die Patienten von einer deutlichen Schmerzlinderung.
- Die durch Arnika beschleunigte Wundheilung lässt sich auch durch das Aufhören der Blutung feststellen (d.h. im Urin sind keine Blutspuren mehr enthalten).

Berberis (Berberitze) – Sauerdorn

- Zystitis mit schneidenden oder brennenden Schmerzen, die sich zur Harnröhre hin erstrecken
- Blasenschmerzen schlimmer durch Bewegung oder Gehen
- Verschlimmerung nach dem Urinieren oder dem Versuch zu Urinieren
- Urin mit Sediment

Cantharis – spanische Fliege

- Brennende und scharfe, schneidende Schmerzen in den Harnwegen beim Wasserlassen.
- Der Patient/die Patientin hat das Gefühl, als sei die Blase innen mit rohem Fleisch ausgekleidet.
- Besserung bei Wärme, Zusammenkrümmen und heißen Anwendungen.
- Er/Sie ist überempfindlich und manchmal sexuell übererregbar.
- Verschlechterung bei kalten Getränken und Kaffee.
- Es kommt zu gehäuftem Wasserlassen mit Abgang von wenig Urin; dabei bestehen starke Schmerzen, die als brennend oder schneidend angegeben werden.

Klinisch handelt es sich um einen hochakuten Harnwegsinfekt.

Capsicum annum – Cayenne Pfeffer

- Brennen der Schleimhäute wie durch Pfeffer
- Mangelnde Körperwärme, spastische Schmerzen
- Wärme und Ruhe bessern, Kälte verschlimmert

Colocynthis – Kürbisgewächs

- Fällt der Harnwegsinfekt durch starke, kolikartige Schmerzen auf, dann ist dies ein deutlicher Hinweis auf Colocynthis.
- Wenn bei starken Schmerzzuständen unter Umständen ein Schmerzmittel erforderlich scheint, so lassen sich doch mit **Citrullus Colocynthis** oft solche Substanzen einsparen.
- Typischerweise berichtet der Patient von starkem Harndrang, gehäuftem Wasserlassen und krampfartigen Schmerzen, die sich durch Zusammenkrümmen deutlich bessern.
- Der Urin riecht stark; lässt man ihn stehen, so setzen sich Sedimente ab, was auf ein Steinleiden hinweisen kann.

Dulcamara – Bittersüßer Nachtschatten

- In vielen Fällen zeigt sich ein akuter Harnwegsinfekt als Folgezustand von Nässe und Kälte. Hier sind in erster Linie Dulcamara und Pulsatilla pratensis zu nennen.
- Dulcamara gilt in der Homöopathie als das klassische Mittel für akute Erkrankungen, die durch Unterkühlung und Durchnässung oder einem raschen Wetterumschwung von warm nach kalt verursacht wurden.
- Die Symptome: schmerzhaftes, gehäuftes Wasserlassen mit starkem Harndrang, oft verbunden mit empfindlichen Nieren, die auf Klopfen schmerzhaft reagieren.
- Es besteht ein großes Wärmebedürfnis mit deutlicher Besserung durch lokale Wärmeanwendung.

Equisetum Hyemale – Schachtelhalm

- Zunahme des Harndrangs, wenn die Harnblase beinahe entleert ist; weniger Harndrang und Schmerzen beim Wasserlassen, wenn die Harnblase mehr Harn enthält.
- Schmerzen am Ende des Wasserlassens
- Schmerzen oder Völlegefühl in der Harnblase, sogar nach der Entleerung
- Häufiger und unerträglicher Harndrang

Eupatorium purpureum – roter Wasserhanf

- Akute und subakute Zystitis mit Zerschlagenheitsgefühl, auch in der Schwangerschaft.
- Leitsymptom ist das Gefühl, die Harnröhre sei verstopft.
- Milchiger Urin
- Reizblase und vergrößerte Prostata
- Kälte verschlimmert den Zustand, Ruhe bessert

Mercurius corrosivus – Quecksilberverbindung

- Sehr heftige, meist eitrige Schleimhautentzündung mit unerträglichen, krampfhaften Schmerzen, besonders nachts
- Der Urin ist schleimig und riecht übel
- Fieber, Nachtschweiße mit unangenehmem Geruch, Schwäche und Zittern

Nux vomica – Brechnuss

- Zystitis mit ständigem Drang und Entleerung kleiner Mengen
- Besserung durch Hitze, heißes Bad, insgesamt unterkühlt
- Pyelonephritis (Nierenbeckenentzündung)
- Nach zuviel Alkohol, Schlafmangel, (durchfeierten Nächten)
- Gereizt, kann Licht, Lärm etc. schlecht ertragen

Pulsatilla pratensis – Wiesenküchenschelle

- Hat ein ähnliches Wirkungsprofil. Es wird ebenfalls bei Harnwegsinfekten als Folge von Kälte und Nässe eingesetzt. Die PatientInnen berichten von: gehäuftem Harndrang mit krampfartigen Schmerzen
- Schmerzen auch im Bereich von Damm und Oberschenkel
- Wiederkehrende Beschwerden, vor allem bei Patientinnen

Sarsaparilla – Sarsaparillawurzel

- Schmerzen am Ende oder nach der Harnentleerung, Brennen beim Urinieren
- Häufiger Harndrang, Pyelonephritis (Nierenbeckenentzündung)

Solidago virgaurea – Echte Goldrute

- Der ununterbrochene Harndrang ist unabhängig vom Wasserlassen
- Verschlimmerung bei Wärme, im Bett, nachts
- Leichte Besserung in den Morgenstunden

Solidago kann auch in Form von Tees oder in Form einer Urtinktur zusätzlich oder ausschließlich eingenommen werden

Staphisagria – Stefanskörner

ist ebenfalls als Mittel bei erschwertem, schmerzhaftem Wasserlassen angezeigt. Besonders nach:

- Beschwerden, die als Folge von einem operativen Eingriff oder einer Entbindung auftreten.
- Folge von Schockerlebnissen (Traumen), die sich auf den Urogenitaltrakt auswirken.

Sulfur – Schwefelblüte

- Zur Abwehrsteigerung, besonders nach Antibiotika.
- Eignet sich besonders, wenn andere Arzneimittel wirkungslos sind.
- Vor allem beim Abklingen akuter Erscheinungen angezeigt und bei schmerzhafter Nierengegend ein sehr gutes Funktionsmittel.
- Bei Druck und beim Wasserlassen kommt es zu starken Schmerzen in der Harnröhre.

Terebinthina – Terpentin

- Brennende ziehende Schmerzen in den Nieren
- Brennen und Schmerzen beim Wasserlassen

- Urin spärlich, blutig dunkel und trüb.
  Urin riecht außerdem nach Veilchen.
- Heftiges Brennen und Schneiden in der Blase mit krampfartigen Schmerzen.

14.6. Blasenkarzinom

Dosierungsempfehlung für das Mittel mit der ähnlichsten Symptomatik: In der Potenz **C6** bei sehr schwachen PatientInnen. Ansonsten **C30** Potenz. Stündlich eine Gabe (= 3 Globuli C6) in hochakuten Phasen auch halbstündlich eine Gabe einnehmen. Bei Besserung Einnahmeintervall verlängern.

Sollte sich nach der zweiten bis dritten Einnahme keine Besserung zeigen, muss das gewählte Mittel überdacht und gegebenenfalls ein anderes gewählt werden.

Bei akuten Blaseninfektionen sollten Sie außerdem immer die anfangs genannten Regeln beachten:

- Viel trinken
- Dafür sorgen, dass der Stoffwechsel basisch wird
- **Goldrute** oder **Bärentraubenblätter** als Tee oder Tinktur einnehmen; 3 x täglich 10 – 15 Tropfen in etwas Wasser.

Wichtig:
Lassen Sie den Urin durch ihren Arzt/Ärztin untersuchen, gegebenenfalls lassen Sie auch eine Ultraschalluntersuchung der Niere und des Nierenbeckens.

15. Blasenschwäche

Mit zunehmendem Alter wird das Gewebe unseres Körpers unelastischer. Dies gilt auch für unsere Blase. Hier können nur einige Tipps gegeben werden, welche Pflanzen unterstützend auf die

Blase wirken. Ansonsten müssen Sie hier zu einem naturheilkundlich oder homöopathisch arbeitenden Arzt/Ärztin oder HeilpraktikerIn gehen. Sie können im Reformhaus oder in der Apotheke nach den im Folgenden genannten Mittel fragen

- **Opuntina – Kaktus** (Opuntina ficus indica)
- **Kürbiskern-Granulat**
- Für Männer: Die Firma Klein hat u.a. ein homöopathisches Komplexmitel, das auch die meist vergrößerte Prostata günstig mit beeinflusst: **Prostamed mikto**.
- Bei Frauen liegt oft eine Senkung der Gebärmutter und Blase vor. Für sie gibt es von der Firma Wala Zäpfchen: **Senecio comp.**

16. Harninkontinenz

Harninkontinenz bedeutet, dass ein Mensch unwillkürlich Harn verliert, dass er/sie das Wasser nicht halten kann. Harninkontinenz entwickelt sich vor allem bei Menschen über 55 und bei Frauen häufiger als bei Männern. Der Grund dafür ist, dass es bei Frauen durch Schwangerschaft und Geburten zu einer Senkung der Beckenorgane kommen kann. Zudem wird die Blasenschleimhaut in den Wechseljahren und danach durch den verringerten Östrogenspiegel dünner. So kann es schneller zu Reizzuständen kommen.

Es gibt zwei Arten der Harninkontinenz:
1. Stress-Inkontinenz
2. Drang-Inkontinenz

16.1. Die Stress-Inkontinez

Es kommt zu Harnabgang, wenn der Druck im Bauchraum zunimmt z.B. durch Husten, Niesen, Lachen, Bücken, Sport.

Zu einer Stressinkontinenz kommt es häufig als Folge von Schwangerschaft und Geburt, die zu einer erschlafften Beckenbodenmuskulatur führen können. Weitere Ursachen können sein: zu schweres Heben, erhebliches Übergewicht, bestimmte gynäkologische Operationen, hormonelle Veränderung im Klimakterium. *(Siehe auch niedriger Testosteronspiegel bei Männern über 50.)*

Die optimale Therapie ist die Beckenbodengymnastik.
Einfachste Übung: Versuchen Sie beim Harnlassen den Strahl immer wieder zu unterbrechen (Muskelanspannung und Entspannung)

16.2. Drang-Inkontinez

Plötzlich starker Harndrang. Die Blasenmuskulatur zieht sich unkontrollierbar zusammen, wenn die Blase sich füllt und man erreicht oft nicht mehr rechtzeitig die Toilette. Bei dieser Form von Inkontinenz verliert man viel mehr Harn als bei der Stress-Inkontinenz.

Mögliche Ursachen:

- Harnwegsinfektionen
- Diabetes mellitus
- Erkrankungen des Nervensystem
- psychische Spannungen
- keine Ursache erkennbar
- kann bei Veranlagung nach den Wechseljahren zunehmen

Durch Röntgen und Harnuntersuchung können etwaige körperliche Ursachen einer Inkontinenz festgestellt werden. Eine Therapie ist hier schwieriger. Aber ein starker Beckenboden und eine basenreiche Ernährung sind auch bei der Drang-Inkontinenz hilfreich, allerdings können weitere Therapien notwendig sein. Bei einer homöopathischen Behandlung wäre eine Konstitutionstherapie notwendig.

17. Vaginalinfektionen

Viele Frauen leiden von Zeit zu Zeit oder chronisch unter Vaginalinfektionen. Insbesondere durch die Nebenwirkungen von Medikamenten nach einem operativen Eingriff oder während einer Krebsbehandlung kann es wiederholt zu Vaginalinfektionen kommen. Auch hier ist eine sanfte Behandlung der Beschwerden in vielen Fällen die bessere Alternative zum Einsatz starker Medikamente.

Ursachen für eine Vaginalinfektion:

Der physiologischen Idealzustand einer Vagina:

saures Milieu 4,0 – 5,0

Das saure Milieu wirkt als Pufferzone gegen eindringende Erreger. Um Bakterien und Pilze in krankmachender Anzahl am Aufenthalt in der Vagina zu hindern, muss dort ein saures Milieu herrschen.

In der Vagina einer gesunden Frau lebt normalerweise eine ganze „Bevölkerung" von Bakterien. Die wichtigsten unter ihnen sind die Milchsäurebakterien (Döderleinbakterien, sie wurden nach ihrem Entdecker benannt). Sie sorgen für ein saures Milieu, das die Vagina vor krankheitserregenden Keimen schützt. Wenn dieses „ökologische Gleichgewicht" der Scheide gestört ist, können sich pathogene Pilze, Einzeller und Bakterien vermehren. Der normale Vaginalschleim besteht aus abgeschilferten Epithelzellen (oberste Schleimhautschicht), Milchsäurebakterien und einem Schleim, der von den Drüsen des Gebärmutterhalses abgesondert wird. Die Epithelzellen der Vaginalschleimhaut bilden unter dem Einfluss von Hormonen Glykogen, bis sie damit angefüllt sind, schilfern ab und werden von den Döderlein-Bakterien aufgelöst. Dadurch wird das Glykogen frei und dies spaltet sich in Maltose und Dextrose auf. Auch diese beiden werden von den Döderlein-Bakterien zu Milchsäure vergoren. Das saure Milieu hilft wiederum den Döderlein-Bakterien zur schnelleren Vermehrung. Andere Bakterien und Organismen, denen es darin zu sauer ist, sterben dadurch ab.

Veränderungen des sauren Milieus treten auf:

- Während des Eisprungs
- Während der Menstruation (Blut reagiert alkalisch, der pH-Wert steigt auf 5,8 – 6,8)
- Durch die alkalische Spermienflüssigkeit
- Durch Schwangerschaft und Pille
- In den Wechseljahren
- Nebenwirkung von Medikamenten z. B. nach Antibiotika-Behandlungen
- Hormonelle Verhütungsmittel (Pille und Spirale)

17.1. Wie kommt es zu Vaginalinfektionen?

Der Nährboden entsteht, wenn sich das saure Milieu verändert. Dazu kommt dann oft noch eine verminderte Abwehrlage (Stress, Schlafmangel und erhöhter Kontakt mit Bakterien und Pilzen beispielsweise im Schwimmbad)

- Reduziertes Immunsystem nach operativem Eingriff
- Antibiotika-Behandlung und Kortison (unbedingt Joghurtzäpfchen und Symbioflor-Behandlung nach Antibiotika Einnahme)
- Verminderung des natürlichen Säuregehaltes in der Schwangerschaft
- Einnahme von Hormonen (Antibabypille)
- Hormon- und Kupferspirale
- Verwendung von Intimsprays
- Vaginalspülungen
- Chemische Verhütungsmittel (Verhütungsschaum, Diaphragma-Gel)
- Sex (Sperma ist alkalisch und unter der Vorhaut befinden sich Keime)

- Verminderte körpereigene Abwehr (nach Chemotherapie und Bestrahlung)
- Vitalstoffarme Ernährung
- Blutzuckererkrankung – Diabetes
- Entzündung und Erkrankungen an anderen Stellen des Körpers
- Virusinfektionen und Allergien
- Mechanische Schädigung der Vaginalschleimhaut (Tampons)
- Eventuell kann auch eine Amalgam-Belastung die Ursache sein

17.2. Das Diagnose-Verfahren

Im Falle einer Vaginal-Infektion wird in der gynäkologischen Diagnostik ein Abstrich gemacht. Dabei gibt es zwei Möglichkeiten:

1. Das Nativpräparat
2. Der bakteriologische Abstrich

17.2.1. Das Nativpräparat

Nicht gefärbtes und nicht fixiertes mikroskopisches Präparat. Das Nativpräparat erlaubt eine sofortige Diagnose im Falle eines pathologischen Vaginal-Ausflusses (Fluor). Damit kann auch differenziert werden zwischen einer Pilzinfektion oder einer Trichomonaden-Infektion.

Durchführung

- Sekret aus dem hinteren Scheidengewölbe wird mit einem Watteträger oder Spekulum entnommen.
- Etwas davon wird auf den Objektträger gegeben und ausgestrichen.
- Ein Tropfen Kochsalzlösung 0,9 % wird auf den Objektträger gegeben.

- Der Objektträger wird mit einem Deckglas abgedeckt.
- Das Präparat wird unter dem Mikroskop begutachtet.

Im Normalfall sind zwischen den gesunden Scheidenepithelzellen Erythrozyten (rote Blutkörperchen), Leukozyten (weiße Blutkörperchen), Bakterien, Hefepilze und Trichomonaden sofort unter dem Mikroskop erkennbar.

Gleichzeitig wird mit diesem Abstrich sichtbar, ob eine ausreichende Menge der gesunden Vaginalflora, der Döderleinbakterien, vorhanden sind. Sind diese in zu geringer Zahl vorhanden, spricht das für eine Verdrängung durch pathologische Bakterien.

17.2.2. Der bakteriologische Abstrich

Für eine bakteriologische Untersuchung wird das Vaginal-Sekret mit sterilen Watteträgern gewonnen und meistens in ein Labor geschickt. Um beispielsweise eine Infektion durch Clamydien nachzuweisen, muss der Abstrich auf einem Spezialnährboden wachsen. Wird ein solcher Erreger auf einen „normalen“ Nährboden aufgetragen, kann die Infektion nicht nachgewiesen werden.

17.3. Die verschiedenen Vaginalinfektionen und deren Behandlungsweisen

17.3.1. Pilzinfektion

Der am häufigsten vorkommende Erreger „Candida albicans“ ist ein Pilz, dessen Sporen quasi überall zu finden sind.

Symptome:

- weiß, krümelig, wie Hüttenkäse
- starkes Jucken und Brennen

Schulmedizinische Behandlung

Pilzcreme, z. B. Canesten.

Das Problem ist: der Pilz geht so zwar sehr schnell weg, aber in den meisten Fällen kommt es innerhalb kürzester Zeit zur nächsten Infektion. Wenn Sie Canesten nehmen, sollten Sie die Behandlung auch für die ärztlich vorgegebene Behandlungsdauer durchführen. Andernfalls züchten Sie sich nur resistente Keime. Es gibt auch Breitbandmedikamente, die sich gegen die verschiedenen anderen Pilzerreger richten. Diese können jedoch zu einer Unempfindlichkeit gegenüber dem Medikament führen, mit der Folge einer chronischen Vaginalinfektion.

Alternative Therapie

Essigspülungen

2 Esslöffel Obstessig auf ½ L Wasser. 2 x täglich eine Scheidenspülung machen und dabei das Becken möglichst flach lagern, so dass das Wasser bis zum Gebärmutterhals kommt. 3 – 6 Tage lang.

Knoblauchkur

Eine Knoblauchzehe schälen, nicht einschneiden und möglichst tief in die Scheide einführen. Nach circa 12 Stunden den Knoblauch herausnehmen und eine neue Zehe einführen. Frau kann auch einen Tampon-Faden durch die Zehe ziehen, damit sie leichter wieder herausgezogen werden kann. Eine andere Möglichkeit ist, Mull um die Zehe zu binden und sie daran wieder heraus zu ziehen. In Öl eintauchen, damit es besser einzuführen ist. 8 – 10 Tage lang

Es gibt bei manchen Apotheken auch **Zäpfchen auf Knoblauchbasis: Allium Sativum D6 Zäpfchen.** (Bisher habe ich als Bezugsquelle nur eine Apotheke in Wien gefunden: Apotheke zur Kaiserkrone, Email: apo@kaiserkrone.at)

Joghurtkur

Rechtsdrehendes Joghurt (z.B. Heierle aus dem Reformhaus) mittels eines Applikators oder mit dem Finger in die Scheide einfüh-

ren oder Minitampon in dem Joghurt tränken und über Nacht in der Scheide lassen. Es gibt alternativ auch Vaginalzäpfchen aus der Apotheke (Vagiflor, Döderlein med, Spuman).
Dosierung: 3 – 6 x jeweils über Nacht.

Diese Kur sollten Sie mit **Symbioflor II** kombinieren. Es gibt auch noch andere Präparate, die die Darm- und Scheidenflora wieder aufbauen. Erkundigen Sie sich danach in Ihrer Apotheke.
Dosierung: Symbioflor II, siehe Packungsbeilage

Sitzbäder mit heilendem Badezusatz, wahlweise

- Salbeiblätter
- Eibischblätter, 1 Esslöffel auf ein Liter kochendes Wasser
- Calendulablüten

Dosierung: 2 Handvoll Blüten oder Blätter auf 1 Liter kochendem Wasser, 15 Minuten ziehen lassen und dem Sitzbad beigeben.

- Teebaumöl

Dosierung: Sitzbad lauwarm mit 1 Esslöffel Honig und darin 5 Tropfen Teebaumöl.

17.3.2. Trichomonaden

Erreger: einzellige Parasiten (Protozoen). Sind häufig in der Vagina, den Gedärmen, Enddarm und in der Harnröhre vieler Männer, ohne dabei normalerweise Beschwerden hervorzurufen.

Symptome bei Frauen mit einer Trichomonaden-Infektion:

- Grün-gelblicher, dünnflüssiger Ausfluss, der schaumig sein kann
- Schmerzen, Juckreiz, Brennen
- Sehr übelriechend

Die Übertragung kann erfolgen durch:

- Geschwächtes Immunsystem nach operativen Eingriffen
- Geschwächtes Immunsystem während Chemotherapie und Bestrahlung
- Feuchte Textilien (Badeanzug, Unterwäsche, Handtücher)
- Klobrillen
- Sexuelle Kontakte
- Falsches Abwischen vom After zur Scheide hin

Trichomonaden leben in einem Milieu, das weniger sauer ist als das der normalen Vaginalflora. Alles, was das saure Milieu der Vagina verändert, kann zur Ausbreitung von Trichomonaden führen. Deshalb wächst die Aktivität der Trichomonaden vor der Menstruation an.

Behandlung
Wie beim Pilz. Die Schulmedizinische Therapie ist Metronidazol. Achtung: Dieses Medikament zerstört die weißen Blutkörperchen und schädigt damit das Immunsystem erheblich. Bei einer längeren Einnahme muss unbedingt ein Blutbild gemacht werden. Eine Trichomonadenbehandlung kann in eine Pilzinfektion münden!

Bei einer Trichomonadeninfektion sollten Sie sich in ärztliche Behandlung begeben. Allerdings können Sie diese Behandlung durch eine naturheilkundliche und homöopathische Unterstützung begleiten:

Naturheilkunde:

- Homöopathie, *siehe Pilzinfektion*
- Sitzbäder mit **Hydrastis canadensis** – kanadischer Gelbwurz (1 Teelöffel auf ein Liter Wasser)
- **Vogelmiere** (mehrere Handvoll auf ein Bad)
- 2 – 3 frisch aufgebrühte Tassen Tee am Tag: **Kamille, weiße Taubnessel, Zinnkraut** (diese Tees können auch gemischt werden)

- Vaginalzäpfchen (nach Margret Madejski/Lexikon der Frauenkräuter) mit **Kapuzinerkresse** und weißer **Taubnessel**
- **Kapuzinerkresse** (Tropaeolum Majus) **Urtinktur**:
  Dosierung: 3 mal täglich 5 – 8 Tropfen in etwas Wasser

Alle Behandlungsmöglichkeiten, die im Kapitel naturheilkundliche Behandlung eines Vaginalpilzes stehen, sind sinnvoll. Ebenso die Ratschläge im Kapitel: Gesunde Darm- und Scheiden-Flora.

17.3.3. Unspezifische bakterielle Infektion

Eine bakterielle Vaginal-Infektion wird diagnostiziert, wenn verschiedene Bakterien in großer Anzahl im Abstrich festgestellt werden, hingegen kaum die Bakterien, die ein gesundes Scheidenmilieu anzeigen wie die Döderlein Bakterien. In der Hauptsache ist das Bakterium *Gardnerella* zu finden oder Bakterien wie *Streptokokken, Peptokokken und Escheria coli-Bakterien*.

Symptome: Fischartig riechender Ausfluss, der ein Gefühl ständiger Nässe hervorruft.

Behandlung: *Siehe Pilzbehandlung und Aufbau einer gesunden Flora.*

17.3.4. Chlamydien

Bakterien, die virusähnliche Eigenschaften haben.

- Eitriger Ausfluss
- Kann aufsteigen und die Eileiter verkleben

Mögliche Folgen:

- Eileiterschwangerschaft
- Sterilität

Mögliche Symptome:

- Entzündung der Harnröhre
- Entzündung des Gebärmutterhalses
- Kreuzschmerzen
- Kontaktblutungen
- Darminfektion

Der Genitalbereich von etwa 10 Prozent aller Frauen ist mit diesem Erreger infiziert, meistens ohne Symptome. Probleme können entstehen bei einer Geburt (Bindehautentzündung des Kindes) oder einer Uterusinfektion.

Chlamydien können auch zu einer Fehlgeburt bzw. Frühgeburt oder einer Eileiterschwangerschaft führen.

Therapie:

- Antibiotika

Alternative Therapie:

- Homöopathie
- Kondome
- Keine hormonelle Verhütung

Die Pille (und jegliche hormonelle Behandlung, siehe auch Wechseljahrhormone) begünstigen eine Infektion durch **Chlamydien**. Frauen, die auf Grund eines östrogenpositiven Mama-Karzinoms östrogenblockierende Medikamente bekommen, wie Tamoxifen sowie Aromatasehemmer und Medikamente aus der Gruppe der Herceptine, haben ebenfalls ein höheres Risiko, an einer Vaginalinfektion durch Chlamydien zu erkranken.

Behandlung nach einer Chlamydien-Infektion

Spätfolgen einer Chlamydien-Infektion können die Verklebung der Flimmerhärchen der Eileiter sein. Laut der Heilpraktikerin und Buchautorin Margret Madejsky (Lexikon der Frauennaturheilkräuter, Seite 48) ist dabei die **Angelikawurzel** gut zur Nachbehandlung geeignet.

Dosierung: **Angelica arangelica** als Urtinktur der Firma Ceres, 2 mal täglich 3 Tropfen in etwas Wasser, 6 Wochen lang oder laut Margret Madejsky als Präparat Abdominal N der Firma Cesra.In diesem Präparat sind neben der Angelikawurzel noch Enzian, Kalmus, Melisse und Wermuthkraut enthalten, die durchwärmend auf den Magen-Darm-Trakt und Bauch wirken und damit Entzündungen heilen können.

17.3.5. Herpes Genitalis

Infektion mit Herpes simplex Virus (I und II)

Für die genitale Infektion wird zu 90 Prozent der Virus II verantwortlich gemacht. Es bleibt in den Nervenbahnen der Wirbelsäulenbasis und bricht bei Abwehrschwäche aus.

Symptome:

- Schmerzhaft gerötete Vulva
- Bläschen, die aufplatzen und in Wunden übergehen. Diese heilen über Krustenbildung langsam ab.

Herpes ist ein Indikator für eine Kaiserschnittgeburt, da das Kind durch den Virus einen Hirnschaden bekommen könnte.

Bestimmte Herpesviren (vor allem 16 und 18) können zu einem Gebärmutterhalskarzinom führen. Männer können Bläschen in der Harnröhre haben, ohne es zu merken.

Diagnose: Bläscheninhalt – Zellkultur

Schulmedizinische Therapie:
Acyclovir (Ähnlich wie das Zovirax bei Lippenherpes), Virumex, Viruguent. Vorsicht: Diese Medikamente haben eine mutagene (zellverändernde) Wirkung.

Kortison und Antibiotika bringen nichts!

Alternative Therapie:

- Homöopathie (Konstitutionsbehandlung)
- **Echinacea-Urtinktur**
- **Melisse** als Urtinktur zum Einnehmen und als Crème (Lomaherpan)
- Zur Linderung kalte Kompressen (Milch in Watte getaucht)
- Heiße Bäder vermeiden
- Viel Vitamin C, B, E
- **Lomaherpan Salbe** (eine Creme auf der Basis von Melisse)
- Kompressen mit **Calendula** (Auf ½ Liter abgekochtes lauwarmes Wasser 20 Tropfen Calendula Urtinktur oder Essenz geben. Kompresse eintauchen und tropfnass auf die betroffene Haut- oder Schleimhautpartie auflegen und immer wieder mit dem Calendula-Wasser Gemisch nasshalten, auch bevor sie die Kompresse ganz wegmachen.)
- **Ananasenzym** – z. B. Wobenzym oder Phlogenzym zum Einnehmen

17.3.6. Feigwarzen (Kondylome)

Infektion, die von Papillomviren ausgelöst wird. Circa 20–30 Prozent aller Erwachsenen sind mit den humanen Papillomviren infiziert.

Schulmedizinische Therapie:
Wegbrennen, Wegätzen, Elektrokoagulation.
Die Kondylome entstehen durch eine Infektion mit dem Papillomvirus, meist durch sexuellen Kontakt. Kommt häufiger in der Schwangerschaft vor, da diese das Virus reaktiviert. Die Papillomviren können den PAP-Abstrich verändern. Untertypen des Virus werden in tumo-

rösen Veränderungen der Vulva, der Zervix und des Penis gefunden.

Mögliche Ursachen:

- Wenn eine Frau ein geschwächtes Immunsystem hat, kommt es schneller zu Zellveränderungen und es existiert ein Nährboden für eine Infektion.
- Ein ungenügend saures Scheidenmilieu
- Zu wenig Döderlein-Bakterien in der Scheide (oft nach Antibiotika Gaben)

Alternative Therapie:

- Homöopathie (Konstitutionsbehandlung)
- Stärkung des Immunsystems durch *Echinacea*, Eigenblut,Vitamin B, C, E
- **Echinacea**: alle 2 Stunden 25 Tropfen einnehmen, dann 2 – 3 x täglich.
- Enzympräparate wie Bromelain (Ananasenzym), Präparate wie **Phlogenzym** je nach Dosierung. Bei den Enzympräparaten gibt es zwischenzeitlich hoch dosierte Medikamente wie Phlogenmzym mono. In diesem Fall genügen, siehe Packungsbeilage, geringere Mengen am Tag.
- Für eine gesunde Darm und Scheidenflora sorgen (*siehe nächstes Kapitel*).

Vorbeugung:

- Keine alkalischen Seifen verwenden. Die meisten Seifen im Handel sind alkalisch, es gibt aber in Apotheken und Reformhäusern auch saure Seifen.
- Keine Vaginalduschen
- In Richtung After waschen, nicht umgekehrt
- Keine Intimsprays
- Keine Strumpfhosen etc. aus synthetischer Faser

- Keine engen Hosen
- Keine Rennsättel bei Fahrrädern
- Baumwollschlüpfer kochen und bügeln
- Den Badeanzug nicht auf dem Körper trocknen lassen
- Tampons vermeiden
- Basische Ernährung
- Sex nur mit Kondom

17.3.7. Was Sie für eine gesunde Darm- und Scheidenflora außerdem tun können

Eine Vielzahl von Vaginal-Infektionen rührt daher, dass durch eine Ernährung, die den Stoffwechsel übersäuert, durch Medikamente wie Antibiotika und Penizillin, die die gesunde Darm- und Vaginalflora zerstören sowie durch Hormonbehandlungen, sich das gesunde Scheidenmilieu verändert und pathogene Bakterien wie auch andere Erreger sich ausbreiten können.

Von daher sollte jede Behandlung bei Vaginalinfektionen begleitet sein von:

- Ernährungsumstellung (basenreiche Ernährung)
- Symbioselenkung zum Wiederaufbau der gesunden Flora (durch die Einnahme von probiotischen Medikamenten wie Symbioflor, Mutaflor u.a.)
- Einnahme von Heilpflanzen, mit denen die Folgen dieser Fehlbesiedlung mit pathogenen Keimen behandelt wird

Ernährungsumstellung:

- Vermeiden Sie Weißmehl, Zucker, Soft Drinks
- Kein Kaffee, Schwarztee, Alkohol

- Wenig tierisches Eiweiß
- Viel Kräutertee, Gemüsesäfte und nicht gezuckerte Obstsäfte

Symbioselenkung:
Kur mit **Symbioflor** oder anderen Präparaten, die die Darmflora wieder aufbauen, wie auch **Mutaflor.**

Bei chronischen Fällen gehen Sie so vor:
2 Fläschchen Prosymbioflor (siehe Packungsbeilage)
2 Fläschchen Symbioflor I
2 Fläschchen Symbioflor II

Im Anschluss nehmen Sie über einen Zeitraum von 6 Wochen:

Kapuzinerkresse – Tropaleum majus Urtinktur

Dosierung: 3 x täglich 5 – 10 Tropfen in etwas Wasser. Je nach Herstellerfirma und deren Angaben genügen bereits 3 – 5 Tropfen dreimal täglich (Firma Ceres) oder es wird eine höhere Menge pro Einnahme angegeben bis zu 15 – 20 Tropfen.

18. Anwendung der Heilpflanzen

18.1. Aufguss

Blüten und Blätter werden im Allgemeinen aufgegossen. Dabei rechnet man 1 – 2 Teelöffel Kraut auf eine Tasse Tee. Das Kraut wird mit heißem Wasser übergossen und man lässt es 10 – 15 Minuten ziehen, am besten zugedeckt, dass sich die ätherischen Öle nicht gleich verflüchtigen.

Manche Drogen (so werden Heilkräuter genannt) sollte man vor dem Aufguss etwas zerquetschen, damit sie ihr ätherisches Öl freigeben. Dazu gehören u a Anis, Kümmel, Wacholderbeeren u.a. Teeaufgüsse eignen sich auch oft zur Inhalation.

18.2. Abkochung (Infus)

auch Heißwasserauszug genannt

Wurzeln, Rinden und Hölzer werden meist kalt angesetzt und dann zum Kochen gebracht. Wenn nicht anders vorgeschrieben, nimmt man dazu einen Teelöffel voll getrockneter und geschnittener Heilpflanzen und setzt diese mit einer Tasse kaltem Wasser an. Der Ansatz wird zum Sieden gebracht und etwa drei Minuten gekocht. Nach 5 – 10 Minuten Ziehen wird der Tee abgeseiht und warm getrunken.

18.3. Kaltwasserauszug (Mazeration)

Man übergieße die vorgeschriebene Heilkräutermenge mit einer Tasse kaltem Wasser und lässt den Kaltaufguss gut verschlossen etwa 6 – 12 Stunden ziehen. Danach wird der Aufguss abgeseiht und man/frau erwärmt den Tee portionsweise zum Trinken.
Diese Variation ist am vitaminschonendsten.

18.4. Tinktur

Tinkturen sind konzentrierte Pflanzenauszüge, die mit einem Alkohol-Wasser Gemisch ausgezogen werden. Es existieren verschiedene Rezepte.

Das zerkleinerte blühende Kraut locker in ein sauberes Glas geben bis dieses fast voll ist. 95 % Alkohol (Ethanol) darüber gießen und mit Wasser vermischen, so dass je nach Droge ein 40% bis 70 %-iger Alkoholgehalt entstanden ist.

Bei zarten Pflanzenteilen (z. B. Kamillenblüten) genügt ein Alkoholgehalt von 40%, bei Blatt und Krautdrogen (z. B.Beifuß) 50%, und bei harten Pflanzenteilen (z. B. Eichenrinde) 60%.

Eine andere Rezeptur sagt die Droge mit 70% Weingeist übergießen. Die Droge muss völlig bedeckt sein. Wenigstens 10 Tage im Sonnenlicht stehen lassen und mehrfach täglich schütteln, anschließend filtrieren und in eine braune Flasche abgießen.

18.4.1. Bevorzugte Anwendung

Man/Frau kann Heilpflanzen als Tee, als Tinktur und manchmal auch in Tablettenform anwenden. Die Wahl der Zubereitungsform hängt in erster Linie von persönlichen Vorlieben ab.

Begleitend zu den homöopathischen Mitteln können Tees, Arzneimittelzubereitungen, Frischpflanzenpresssäfte und Urtinkturen eingesetzt werden.

18.4.2. Urtinkturen

Urtinkturen sind alkoholische Auszüge einer Heilpflanze. Sie werden zur Unterstützung der geschwächten Lebenskraft insbesondere bei Krebspatient/innen, chronisch kranken oder nach einer OP geschwächten Menschen eingesetzt als organotropes Mittel. Sie zielen besonders darauf, die Funktionsfähigkeit eines Organs, das beispielsweise durch eine Krebserkrankung gestört oder geschwächt ist, zu stärken. Hier wird auf altes Pflanzenheil(kunde)-wissen zurückgegriffen. Anstelle von Urtinkturen ließen sich bei einigen der im Folgenden aufgeführten Heilmittel auch Tees, Pflanzenpresssäfte oder pulverisierte Pflanzen einsetzen. Organotrope Mittel werden über mehrere Wochen, manchmal auch Monate in folgender Weise verordnet:

Dosierung: 2 – 3 x täglich 5 – 8 Tropfen der jeweiligen Urtinktur in etwas Wasser

Urtinkturen und homöopathischen Mitteln in niedrigen Potenzen

Die hier vorgestellten Mittel werden in Urtinkturen oder niedrigen Potenzen eingesetzt zur Kräftigung erkrankter Organe.

Dosierung: **Als Urtinktur:** 2 – 3 x täglich 3 – 8 Tropfen, (je nach Hersteller: Die Firma Ceres gibt an, dass von ihren Urtinkturen 2 – 3 x täglich 3 – 5 Tropfen in etwas Wasser ausreichend sind. Andere Firmen geben

bis mehrmals täglich 10 – 20 Tropfen in etwas Wasser an. (Beginnen Sie mit einer geringeren Dosis).
Als homöopathisches Mittel: in einer niederen Potenz (C oder D3 – C oder D6). 2 – 3 x täglich in der Potenz C6 für einige Tage bis Wochen, solange das Symptom vorhanden ist. Dabei gilt, je schwächer die Lebenskraft, desto besser ist es, auf die niedere Potenz der C6 zurückzugreifen.

Acedicum Acidum Essigsäure

Schwächezustand nach erschöpfender Erkrankung und/oder OP mit großer Schwäche, Anämie (Blutarmut)Wassersucht, Ohnmachtsanfällen, Atemnot, schwachem Herz, viel Harnfluss und Schweiß, Abmagerung und Schwäche.
Dosierung: Als Urtinktur, homöopathisch in C3 – C6.

Zur Behandlung einer Eileiterverklebung nach einer Chlamydien-Infektion, sowie nach schweren erschöpfenden Erkrankungen zur Rekonvalenszenz

Angelica archangelica – Engelwurz

Die Engelwurz hilft dabei, überwältigende Ereignisse wie beispielsweise eine schwere Erkrankung, seelisch besser zu erfassen und zu verarbeiten. Gleichzeitig verbessert Engelwurz auch auf der körperlichen Ebene das „Verdauen“ und wirkt krampflösend, blähungswidrig, appetitanregend und unterstützt die Bauchspeicheldrüse und den Gallenfluss. Es erwärmt die Bauchorgane und heilt dadurch Verletzungen und Vernarbungen der Bauchorgane.

Abmagerung, infolge Krebs

Alfalfa amerikanischer Schneckenklee

Amerikanischer Schneckenklee, eine Luzerne aus der Familie der Schmetterlingsblütler, verwendet wird das frische Kraut, Heimat Vorderasien. Durch seine Wirkung auf den Sympathikus beeinflusst Alfalfa die Nutrition günstig. Das wird deutlich durch die Anregung

von Appetit und Verdauungstätigkeit, dadurch starke Besserung der geistigen und physischen Leistungsfähigkeit mit Gewichtszunahme.
Dosierung: Als Urtinktur, C3 – C6.

Anasarka (Wasseransammlung, ausgedehnte Ödeme) bei metastasierendem Krebs, bei Herzinsuffizienz und Nierenhochdruck

Apocynum cannabinum Hundsgiftgewächs

Vorkommen: Nordamerika
Hanfartiger Hundswürger aus der Familie der Hundsgiftgewächse, verwendetet wird der frische Wurzelstock. Eines der wirksamsten Mittel bei Wassersucht, Aszites, Anasarka und Hydrothorax, ferner bei Harnbeschwerden und mangelhafter Harnabsonderung und Strangurie. Anasarka: „Wasseransammlung, ausgedehntes Ödem besonders des Unterhautzellgewebes.“
Dosierung: Als homöopathisches Mittel in C3 – C6.

Bei erschöpfenden Erkrankungen als Tonikum:

Avena sativa – echter Hafer

Vorkommen: wird überall angebaut
„Hervorragendes Tonikum bei Schwäche durch erschöpfende Krankheiten. Nervöses Zittern alter Menschen“
Dosierung: Als Urtinktur, C3 – C6.

Betula folium – Birkenblätter

Unterstützung der Nierenfunktion, bei wiederkehrenden Blasen-Infektionen.
Dosierung: Als Urtinktur oder als Frischpflanzensaft.

Bei Quetschungen/Traumata von Brust und Bauchgewebe (Mammografie, Brust- und Bauch Operation)

Bellis perennis – Gänseblümchen

Vorkommen: Europa und Asien
Dosierung: Als homöopathisches Mittel in C6.

Bei allen offenen schlecht heilenden Wunden und Geschwüren von Haut und Schleimhaut, Krebs der Mundhöhle

Calendula officinalis – Ringelblume

Vorkommen: Südeuropa

Calendula wird verdünnt mit Wasser (ein paar Tropfen auf einen Becher lauwarmes Wasser) als feuchte Kompressen aufgelegt

Bei Lebermetastasen:

Carduus marianus Mariendistel

Die Mariendistel ist die Leberschutzpflanze schlechthin. Sie verbessert die Regeneration der Leber und unterstützt die Entgiftung. Deshalb sollte Sie während einer Chemotherapie und auch einer Bestrahlung Mariendistel in Form einer Urtinktur einnehmen. Die Urtinkturen der Firma Ceres können in ganz kleinen Dosen ein-genommen werden z.B. während der Chemotherapie-Zyklen 2 -3 mal täglich 3 Tropfen in etwas Wasser.

Milzschwellung, oft die Folge bei einer Leukämieerkrankung

Ceanothus americanus Seckelblume, Kreuzdorngewächs

Vorkommen: Nordamerika Ostküste

„Dieses Mittel scheint eine besondere Beziehung zur Milz zu besitzen. Vergrößerung von Milz und Leber durch Malaria. Ein allgemein linksseitiges Mittel. Anämische Patienten mit Milz und Leberschaden."

Dosierung: Als Urtinktur und als homöopathisches Mittel in C3 – C6.

Chimaphilla umbellate – Dolden-Winterlieb

Vorkommen: nördliches Europa, Asien, Nordamerika

- Spärlicher Urin voller fädigem schleimig eitrigem Sediment
- Prostatavergrößerung
- Ballgefühl im Damm
- Blasenkarzinom

- schmerzhafte Brusttumore bei Frauen

Dosierung: Als Urtinktur.

Bei Menschen, die an Krebs erkrankt sind und die Einrisse an den Übergängen von Haut zu Schleimhaut haben

Condurango Schwalbenwuchsgewächs

Herkunft Peru und Ecuador
Dosierung: Als homöopathisches Mittel in C6.

Crataegus oxyacantha – Weissdorn
Familie der Rosengewächse

Vorkommen: Europa Asien, in Nordamerika eingebürgert

- Herztonikum bei geschwächten Menschen
- Arteriosklerose
- Äußerte Atemnot bei der leichtesten Anstrengung
- Unregelmäßigkeit der Herzaktion

Dosierung: Als Urtinktur, als Frischpflanzenpresssaft, als homöopathisches Mittel in C3 – C6.

Karzinom der Mundschleimhaut

Echinacea angustifolia Sonnenhut

Vorkommen: Nordamerika
Dosierung: Als Urtinktur und als homöopathisches Mittel in C6.

Equisetum hyemale – Schachtelhalm
Vorkommen Eurasien, Nordamerika
Bei akuten und chronischen Harnwegsinfektionen, insbesondere wenn ständig ein Völlegefühl in der Blase empfunden wird, dass auch durch Urinieren nicht verbessert wird.
Dosierung: Als Urtinktur, als Tee, homöopathisch in C3 bis C6.

Hellrote Blutungen aus allen Körperöffnungen bei Krebs des Muttermundes

Ficus religiosa Bobaum, Maulbeergewächs

Vorkommen Ostindien

Dosierung: Als Urtinktur

Geranium robertianum – echter Storchenschnabel

Die Urtinktur des Storchenschnabels eignet sich nach den Erfahrungen der Firma Ceres sehr gut als traumlösende Pflanze. Wir leben in einer Trauma fördernder Zeit mit einer ständigen Reizüberflutung und permanenten, schockartig wirkenden Ereignissen. Alleine der Verlust jedes Lebensrhythmus, der durch die moderne Lebensweise fast zwangsläufig entsteht, hat eine traumatisierende Wirkung. Operationen und viele der schulmedizinischen Eingriffe, auch wenn sie lebenserhaltend gedacht sind, führen ebenso zu einem Schock, als ob der Lebensfluss plötzlich stoppt.

Dosierung: Als Urtinktur in kleinsten Dosen: 2-3 mal täglich 3 Tropfen in etwas Wasser.

Bei Dickdarm-Karzinom mit Blutungen beim Stuhlgang.
Das Blut ist dunkel

Hamamelis Zaubernuss, Vorkommen: Nordamerika

Dosierung: Als Urtinktur, homöopathisch in C3 – C6.

Nasopharynx Karzinom mit Absonderungen eines zähen Sekrets

Hydrastis canadensis Kanadische Gelbwurz

Vorkommen: Nordamerika

„Kanadische Gelbwurz aus der Familie der Ranunculaceae, ein Hahnenfußgewächs, getrockneter Wurzelstock mit Wurzeln“ wirkt besonders auf die Schleimhäute, macht sie nachgiebig und bewirkt dikke gelbe fädige Absonderungen auch bei „Krebs und krebsartiger Zustand, vor der Ulzeration, wenn Schmerzen das Hauptsymptom sind.“

Dosierung: Homöopathisch in C3 – C6.

Imperatoria ostruthium – Meisterwurz

Vorkommen Europa

Nach Hildegard von Bingen ein Universalfiebermittel bei hohem bakteriellen Fieber, Grippe Mandel, Hirnhaut und Lungenentzündung. Nach Roger und Hildegard Kalbermatten Pflanzliche Urtinkturen) unterstützt die Urtinktur von Meisterwurz die Ausleitung eines Anästhetika verbunden mit einem Nieren und leberstärkenden Tee, und steigert die Abwehrkräfte.
Dosierung: Als Urtinktur

Bei langwierigen zehrenden Krankheitszuständen:

Glechoma hederacea- Gundelrebe

Der Gundelrebe wird nachgesagt, Umweltgifte wie Blei auszuleiten. Bei langwierigen und zehrenden Krankeitszuständen unterstützt sie die Patienten, wieder „ Vertrauen in die eigenen Heilkräfte“ zu bekommen (zitiert nach Kalbermatten: *Wesen und Signatur der Heilpflanzen, Seite 71)*
Dosierung: Als Urtinktur

Passiflora incarnata Passionsblume

Vorkommen südliches Nordamerika

- Bei Anspannung, Angstzuständen und Schlaflosigkeit aufgrund von der eigenen Erkrankung oder der eines Angehörigen

Dosierung: Als Urtinktur

Lavendula angustifolia Lavendel

Familie der Lippenblütler, Vorkommen Südeuropa

- Als Badezusatz z.B. bei Vaginalinfektionen
- Als Einreibung und Brustauflage bei Bronchitis
- Zur Beruhigung

- Bei Kopfschmerzen und Migräne

Dosierung: Als Urtinktur, Tee, Badezusatz, Einreibung

Lamium album – Weiße Taubnessel

Familie der Lippenblütler

Vorkommen: Europa und Asien, in Nordamerika eingeführt

Für Frauen bei vaginalem Ausfluss und zu früher und schwacher Menstruation.

Dosierung: Als Urtinktur, als Tee, als homöopathisches Mittel in C3 – C6.

Bei Blutungen in Krebsfällen mit einer hellroten Blutung

Millefollium Schafgarbe

Vorkommen: Eurasien

Nach allen gynäkologischen Eingriffen.

Dosierung: Als Tee, Frischpflanzenpresssaft und Urtinktur.

Sabal Serrulata – Sägepalme

Familie der Palmengewächse, Vorkommen: Florida, tropisches Amerika

- Prostatavergrößerung
- Reizblase
- Ungenügend entwickelter Brustdrüsen bei Mädchen/Frauen
- Schrumpfung der Brüste
- Verlust der Sexualkraft

Dosierung: Als Urtinktur, gepresstem Pflanzenpulver, homöopathisch in C3 – C6.

Bei Knochenmetastasen

Symphyum officinale – Beinwell

Vorkommen: Europa

Dosierung: Als homöopathisches Mittel in C 3-C6

Zur Unterstützung von Leber und Niere während Chemotherapie und Bestrahlung:

Taraxacum officinale – Löwenzahn

Löwenzahn enthält viele Bitterstoffe, die Leber und Galle anregen. Da während einer Chemotherapie und einer Bestrahlung und bei langfristig einzunehmenden starken Medikamenten die Ausscheidungsorgane Leber, Galle und Niere besonderes belastet werden, ist es hilfreich, diese Organe zu unterstützen. Neben **Mariendistel** kommt der **Löwenzahn** dafür in Frage

Achtung: Nicht einsetzen sollten sie Löwenzahn bei einem Ver-schluss der Gallenwege und bei Darmverschluss.

Dosierung: Als Urtinktur oder als Fertigpräparate.

Thlapsi Bursa – Pastoris Hirtentäschelkraut,

Familie der Kreuzblütler

Vorkommen: ganze nördliche Erdhalbkugel

- Uterusblutungen mit Krämpfen und Abstoßung von Klumpen
- Ein Mittel gegen Blutungen und Harnsäure-Albuminurie (zu hohe Eiweiss Ausscheidung im Urin) in der Schwangerschaft
- Chronische Zystitis

Dosierung: Als Urtinktur, homöopathisch in C3 – C6.

Tropaeolum majus – Kapuzinerkresse

Vorkommen Südamerika, Peru, heute eingeführt in Europa

- Bei Darm- und Scheidenpilz
- Zur Abwehrsteigerung nach Antibiotika-Gaben
- Bei Angina und Mandelentzündung als pflanzliches „Antibiotikum"

Dosierung: Als frische Pflanze (täglich 7 Blätter essen) als Urtinktur, homöopathisch in C3

Uva ursi – Bärentraubenblätter

Vorkommen nördliche Erdhalbkugel

- Blasenentzündung mit blutigem Urin
- Brennen nach Absonderung von schleimigem Urin
- Nierenbeckenentzündung
- Häufiger Harndrang mit heftigen Krämpfen und brennendem, reißendem Schmerz

Dosierung: Als Urtinktur, als Tee, in Fertigarzneien wie **Cystinol**

19. Heilpflanzen nach volkstümlichen Namen aufgelistet

Die aufgelisteten Heilpflanzen werden überwiegend als Tee oder in einzelnen Fällen als Badezusatz, Mundspülung oder Abwaschung eingesetzt.

Ackerschachtelhalmtee	bei Blasenentzündungen, auch als Vorbeugung
Bärentraubenblätter	bei akuten Blasenentzündungen
Birkenblätter	zum Durchspülen bei Blasentzündung
Brennnesselkraut	entwässernd bei Blasenentzündungen
Brombeerblätter und Eibischblätter	zur Mundspülung während der Chemotherapie
Eibischblätter	als Bestandteil von Blasentees zum Sitzbad bei Vaginalinfektionen
Fenchel	bei Magen-Darminfektionen
Goldrute	zum Durchspülen bei Blasen- und Nierenbeckenentzündungen; zur Unterstützung der Nierenfunktion bei Chemotherapie
Hauhechel	zum Durchspülen bei Blasenentzündung
Heidelbeere	zur Mundspülung während der Chemotherapie, bei Durchfall-Erkrankungen

Hirtentäschelkraut	nach starken Menstruationsblutungen nach gynäkologischen OPs nach Ausschabung
Hopfen	Beschwerden durch Hormonumstellung in den Wechseljahren oder durch Entfernung der Eierstöcke
Huflattich	bei Husten und Bronchitis
Kamille	entzündungshemmend besonderes bei Schleimhautentzündungen im Mund bei Chemotherapie als Zusatz zum Sitzbad bei Vaginalinfektionen, nach Geburt
Kürbissamen	entzündungshemmend und blasenkräftigend
Liebstöckelwurzel	zum Durchspülen bei Blasenentzündungen
Mariendistel	zur Stärkung der Leber während der Chemotherapie bei Lebermetastasen
Mayoran	Vaginalinfektionen trockene Vaginalschleimhaut
Melisse	Herpes-Infektionen
Mistel	während der Chemotherapie zur Stärkung des Herz-Kreislaufsystems und des Immunsystems

Pfefferminzblätter	leichte Magen-Darm-Beschwerden als Getränk während der Chemotherapie
Preiselbeere	Vorbeugung bei Blasenentzündungen
Ringelblume	bei Zellveränderungen am Gebärmuttermund als Zusatz zum Sitzbad
Rote Bete	zur Unterstützung der Blutbildung
Rotklee	in den Wechseljahren durch Östrogenabfall, bei trockener Vaginalschleimhaut in Salben und Zäpfchen
Salbei	bei Mundschleimhautentzündungen
Schafgarbe	nach gynäkologischen OPs nach starken Blutverlusten
Schöllkraut	während der Chemotherapie zur Unterstützung der Leber **Vorsicht:** ***Ist giftig und kann schnell überdosiert werden!***
Stiefmütterchen	als Tee oder äußerlich als Abwaschung bei Hautekzemen
Taubnessel, weiße	bei Vaginalinfektionen
Tausendgüldenkraut	bei fieberhaften Erkrankungen

Thymian	bei Husten in Zäpfchen bei Vaginainfektion
Veilchen	zum Einreiben bei knotigen und schmerzhaften Brüsten, aach Mammografie und nach Brustkrebs OP
Vogelmiere	Zusatz zum Sitzbad bei Ausfluss und Vaginalinfektion

20. Homöopathische Arzneimittel

Aceticum Acidum – Essig

- Kraftlosigkeit
- Erschöpfung
- Gewichtsverlust
- Anämie
- Abmagerung
- Nachtschweiß
- Brennender Durst
- Übermäßige Blässe
- Kurzer trockener Husten
- Chronische Diarrhöe
- Erbrechen
- Ödeme
- Aszites (Bauchwasser)
- Voranschreitende Schwächung

Aconitum napellus – Eisenhut

- Schock durch Schreck
- Schock durch Diagnose

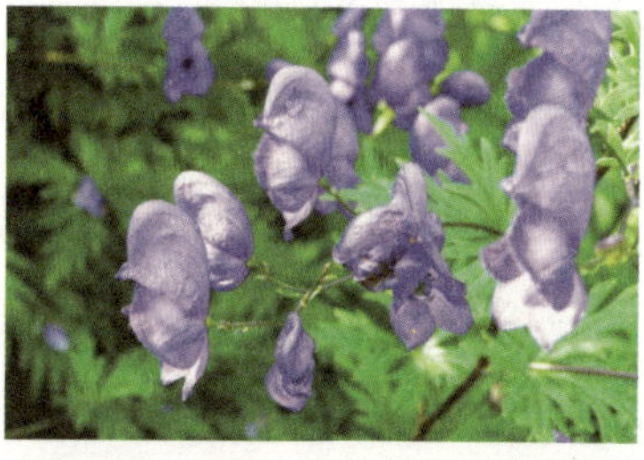

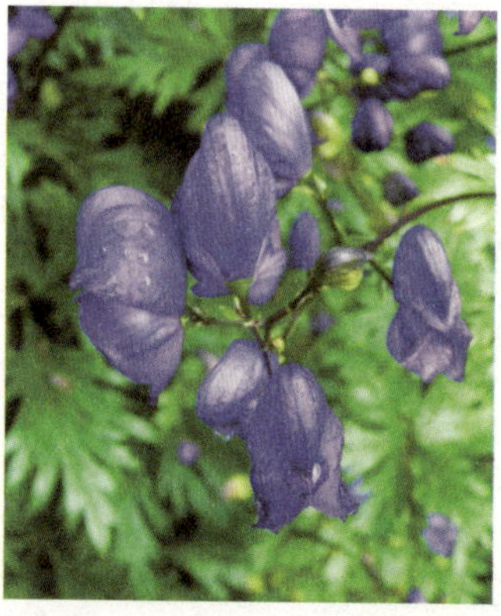

Apis mellifica – Honigbiene

- Zystitis mit brennenden Schmerzen beim Urinieren
- Spärliche Harnausscheidung und Harnsediment oder Eiweiß im Urin Harnverhalten bei Neugeborenen, nach OP
- Nierenentzündung mit ödematöser Schwellung
- Embolie mit ödematös geschwollenem Bein mit leuchtend roter Verfärbung, Verlangen nach kalten Umschlägen und stechenden, brennenden Schmerzen

Apocynum cannabium – Hundsgiftgewächs

- Ödeme in den Händen und Füßen
- Bauchwassersucht
- Atembeschwerden infolge von Lungenödemen
- Durchfall bei Krebs

Alfalfa – amerikanischer Schneckenklee

- Abmagerung bei schweren Erkrankungen
- Appetitmangel
- Flatulenz mit Bauchauftreibung

Arnika Montana – Bergwohlverleih

- Arnika ist eine Pflanze, die im Gebirge wächst
- Wichtigstes Mittel bei allen inneren Verletzungen
- Wichtigstes Mittel nach jeder Operation
- Bei starkem Wundschmerz
- Zur Blutstillung
- Der/Die Patienti/n fühlt sich wie zerschlagen, gequetscht und lahm

- Alles, worauf sie liegt, ist zu hart, der Körper ist überempfindlich, sie fürchtet deshalb Annäherung und Berührung
- Besteht infolge der Verletzung der Harnwege eine erschwerte (und oft schmerzhafte) Harnentleerung oder auch ein Nachträufeln, hat sich Arnika besonders bewährt
- Die durch Arnika beschleunigte Wundheilung lässt sich auch durch das Aufhören der Blutung feststellen (d.h. im Urin sind keine Blutspuren mehr enthalten).
- Beschwerden nach Intubation (Beatmung durch Schlauch, z. B. während Narkose)

Arsenicum album – Arsenik

- Druckstellen wie eine brennende Wunde mit einem blassen wässrigen Rand.

Asterias rubens – Roter Seestern

- Brustkrebs, mit geschwürigem Knoten
- Knoten und Verhärtung der Brustdrüsen
- Schmerzen in den Brustknoten, schlimmer nachts
- Eingezogene Brustwarzen
- Linke Brust wie nach innen gezogen
- Hautausschlag zwischen den Brüsten
- Achsellymphknoten geschwollen, hart und knotig

Avena sativa – echter Hafer

- Abmagerung, Schwäche und Erschöpfung durch schwere Erkrankung
- Abmagerung, Schwäche und Erschöpfung verstärkt durch OP

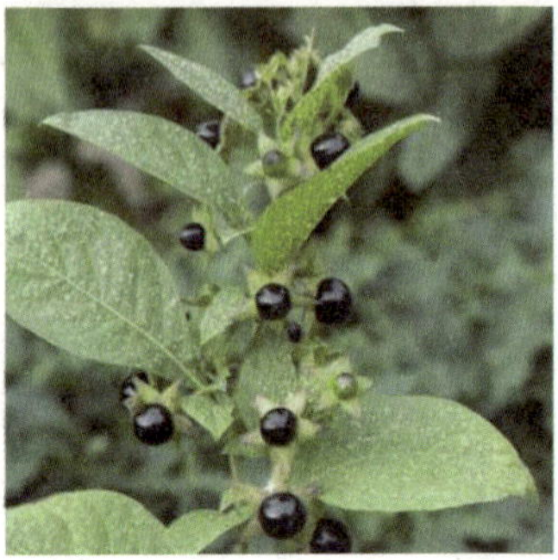

Belladonna – Tollkirsche

- Entzündung der Gebärmutterschleimhaut nach Ausschabung
- Empfindlich gegen Berührung und Geräusche
- Fieber nach Ausschabung, Blutfluss fühlt sich heiß an
- Embolie mit:
    - Hellrot glänzende Haut
    - Trockene und heiße Haut
    - Plötzlicher Beginn
    - Bein heiß, gespannt, geschwollen
    - Verschlimmerung durch Berührung, kalter Luftzug

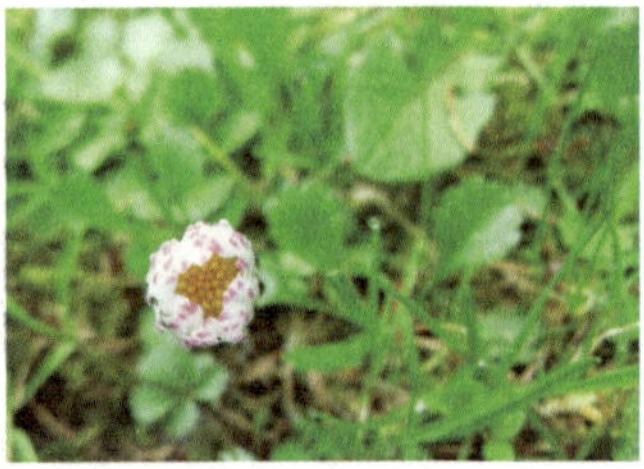

Bellis perennis – Gänseblümchen

- Nach Operationen im Bauchraum
- Nach Quetschung der weiblichen Brust durch OP oder Mammografie
- Wundschmerz im Bauchraum
- Wenn nach einer Operation im Bauchraum innere Wundschmerzen oder Blutergüsse im Operationsgebiet zum Hauptproblem werden
- Bei Verletzungen, Reizungen und Schmerzen nach einer Bauchspiegelung
- Die Quetschungen im Bauchraum oder der weiblichen Brust werden als sehr schmerzhaft erlebt

- Verringert die Gefahr der Verwachsungen im Bauchraum
- Verringert die Gefahr, dass sich eine Schlagverletzung des
- Brustgewebes bösartig verändert

Berberis – Berberitze, Sauerdorn

- Zystitis mit schneidenden oder brennenden Schmerzen, die sich zur Harnröhre hin erstrecken
- Blasenschmerzen schlimmer durch Bewegung oder Gehen
- Verschlimmerung nach dem Urinieren oder nicht Urinieren
- Urin mit Sediment (Griess)

Berberis aristata – Begrannte Berberitze

Siehe ayuverdische Medizin

- Bei Prostatakarzinom
- Bei Blasenkarzinom

Bryonia alba – Weiße Zaunrübe

- Mastitis (Brustdrüsenentzündung)
- Brüste sind steinhart, heiß geschwollen und sehr schmerzhaft
- Jede Bewegung verstärkt den Schmerz

Calcium fluoratum – Flussspat

- Bei Bindegewebsschwäche
- Bei Verwachsungen im Bauchraum

Cadmium sulfuratum – schwefelsaures Cadmium

- Große Erschöpfung nach schwerer Erkrankung
- Frösteln und Kälte auch in der Nähe einer Wärmequelle

- Übelkeit und Erbrechen bei Magenkrebs und bei Chemotherapie

Calendula – Ringelblume

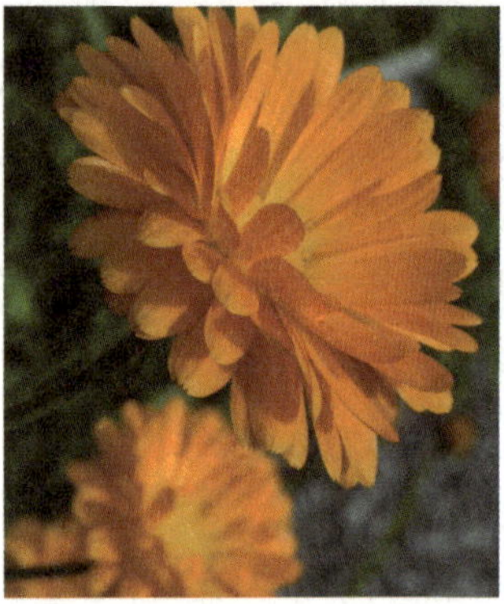

- Sichert die Wundheilung und verhindert Eiterung
- Bei Risswunden und zerfranstem Gewebe
- Beugt Eiterungen und verunstaltenden Narben vor
- Zellveränderungen und Krebs des Gebärmutterhalses

Camphora – Kampfer

- Schlimme Folgen eines Verletzungsschocks bzw. eines Schocks durch einen operativen Eingriff
- Körperoberfläche kalt
- Blasses blaues Gesicht, bläuliche Lippen, totale Schwäche
- Der ganze Körper ist schmerzhaft empfindlich gegen leichtste Berührung
- Nase kalt und spitz
- Haut und Atem kalt
- Kaum fühlbarer Puls
- Große Kälte der Haut mit plötzlicher und völliger Erschöpfung der Lebenskraft

Cantharis – Spanische Fliege

- Brennende und scharfe, schneidende Schmerzen in den Harnwegen beim Wasserlassen

- Der Patient/Die Patientin hat das Gefühl, als sei die Blase innen mit rohem Fleisch ausgekleidet
- Er ist überempfindlich und manchmal sexuell übererregbar
- Besserung bei Wärme, Zusammenkrümmen und heißen Anwendungen
- Verschlechterung bei kalten Getränken und Kaffee
- Es kommt zu gehäuftem Wasserlassen mit Abgang von wenig
- Urin, dabei bestehen starke Schmerzen, die als brennend oder schneidend angegeben werden
- Akuter Harnwegsinfekt
- Überbeanspruchte Druckstellen mit brennende Bläschen auf rotem Grund
- Massive Schwellung
- Wie zerschlagen

Capsicum annum – Cayennepfeffer

- Zystitis (Harnwegsinfekt) mit Brennen der Schleimhäute wie durch Pfeffer
- Mangelnde Körperwärme, spastische Schmerzen
- Wärme und Ruhe bessern, Kälte verschlimmert

Carbo vegetabilis – Birkenkohle/Holzkohle

- Kollaps, schwacher Puls
- Patient/In ist blass, kalt, mit reichlichem Schweiß
- Verlangen, dass Luft zugefächelt wird

Carduus marianus – Mariendistel

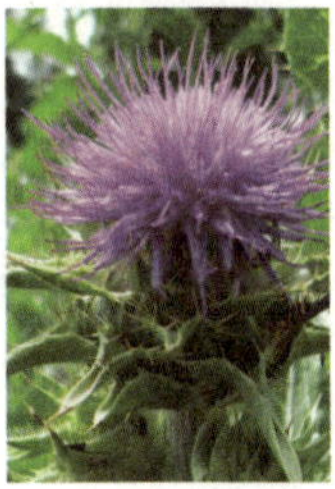

- Bei Lebermetastasen
- Zur Stärkung der Leber nach Chemotherapie
- Zur Stärkung der Leber während einer schulmedizinischen Krebstherapie
- Bei Leberentzündung

Causticum – Ätzkalk

- Verbrennungen
- Verhindert Vernarbungen
- Lindert den Verbrennungsschmerz
- Harnverhalten (trotz voller Blase nicht urinieren zu können) nach OP

Ceanothus americanus – Seckelblume, Kreuzdorngewächs

- Milzschwellung, oft die Folge einer Leukämieerkrankung
- Vergrößerung von Milz und Leber durch Malaria
- Ein allgemein linksseitiges Mittel
- Anämische Patienten mit Milz- und Leberschaden

Chamomilla – Kamille

- Haut und Schleimhautentzündung
- Sehr schmerzempfindlich
- Reizbar, unhöflich mürrisch
- Ohnmacht durch starke Schmerzen

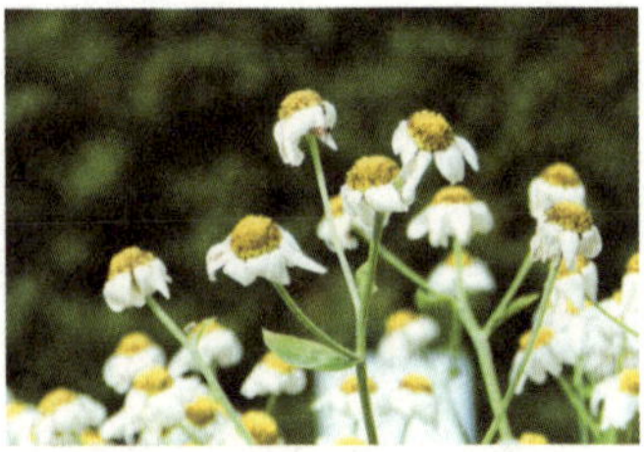

Chelidonium majus – Schöllkraut

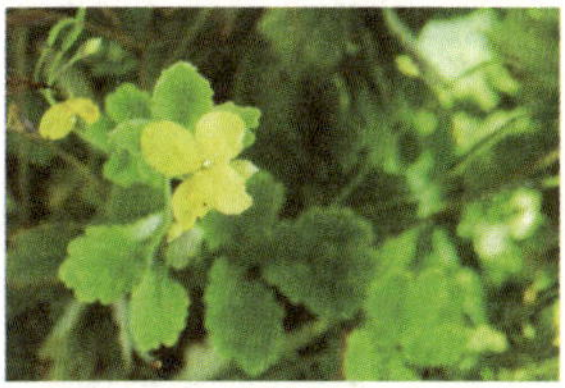

- Während der Chemotherapie zur Unterstützung der Leberfunktion
- Bitterer Geschmack
- Kein Appetit
- Brennendes Schwergefühl in Leber und Magen

Chimaphila umbellat – doldenblütiges Winterlieb, Wintergrün

- Prostatavergrösserung
- Prostatareizung
- Blasenkrebs

China – Chinarinde

- Folgen von Blutverlust, auch bei Sickerblutungen
- Folgen von Stillen, wenn die Mutter dabei immer „ausgelaugter" und geschwächter wird
- Ohnmacht oder Entkräftung nach Verlust von Körpersäften (Blutung nach Operation, Durchfall, Erbrechen)

Chininum arsenicosum – Chininarsenit

- Müdigkeit und Entkräftung bei schweren Erkrankungen
- Kalte Hände und Füße

Colocynthis – Kürbisgewächs

- Harnwegsinfekt mit starken, kolikartigen Schmerzen
- Starker Harndrang, gehäuftes Wasserlassen und krampfartige
- Schmerzen, die sich durch Zusammenkrümmen deutlich bessern

- Der Urin riecht stark. Sedimente setzen sich ab, was auf ein Steinleiden hinweisen kann

Condurango – Schwalbenwuchsgewächs

- Bei Menschen, die an Krebs erkrankt sind und die Einrisse an den Übergängen von Haut zu Schleimhaut haben
- Bei Magenkrebs

Conium maculatum – Gefleckter Schierling

- Vergrößerte und verhärtete Hoden
- Hodenkrebs
- Vergrößerte und verhärtete Brüste
- Brustkrebs

Crataegus oxyacantha – Weisdorn

- Herzkräftigend, nach allen operativen Eingriffen
- Bei allen schweren Pathologien und Krebserkrankungen zur
- Unterstützung und Kräftigung der Herzfunktion
- Bei sehr alten und/oder sehr geschwächten Patienten/Patientinnen zur Kräftigung ihrer Herzfunktion

Dulcamara – Bittersüßer Nachtschatten

- In vielen Fällen zeigt sich eine akute Zystitis (Harnwegsinfekt) als Folgezustand von Nässe und Kälte.
- Akute Erkrankungen, die durch Unterkühlung und Durchnässung oder einem raschen Wetterumschwung von warm nach kalt verursacht wurden.
- Zystitis mit schmerzhaftem, gehäuftem Wasserlassen mit starkem Harndrang, oft verbunden mit empfindlichen Nieren, die auf Klopfen schmerzhaft reagieren.

- Es besteht ein großes Wärmebedürfnis mit deutlicher Besserung durch lokale Wärmeanwendung.

Echinacea angustifolia – Sonnenhut

- Karzinom der Mundschleimhaut

Equisetum Hyemale – Schachtelhalm

- Starker dumpfer Schmerz mit Völlegefühl in der Blase, nicht erleichtert durch Wasserlassen
- Zunahme des Harndrangs wenn die Harnblase beinahe entleert ist, weniger Harndrang und weniger Schmerzen beim Wasserlassen, wenn die Harnblase mehr Harn enthält
- Häufiger Drang mit starkem Schmerz am Ende des Wasserlassens
- Scharfer brennender Schmerz in der Harnröhre beim Wasserlassen

Eupatorium purpureum – Roter Wasserhanf

- Akute und subakute Zystitis mit Zerschlagenheitsgefühl, auch in der Schwangerschaft
- Leitsymptom ist das Gefühl, die Harnröhre sei verstopft
- Milchiger Urin
- Reizblase und vergrößerte Prostata
- Kälte verschlimmert den Zustand, Ruhe bessert

Ficus religiosa – Bodhi-Baum

- Hellrote Blutungen aus allen Körperöffnungen
- Husten mit Bluterbrechen
- Lungenkrebs

- Krebs des Muttermundes
- Bösartige Geschwüre, die reichlich und oft bluten und nicht heilen wollen
- Krebs des Rektums
- Krebs des Anus mit hellroter Blutung

Hamamelis – Zaubernuss

- Bei Dickdarm-Karzinom mit Blutungen beim Stuhlgang
- Das Blut ist dunkel
- Massive Blutergüsse, blau verfärbt, nach OP am Hoden
- Varikozele (Krampfadern am Hoden)

Hydrastis canadensis – Kanadische Gelbwurz

- Nasopharynx-Karzinom (Krebs im Nasen-Rachenraum) mit Absonderungen eines zähen Sekrets

Hypericum perforatum – Johanniskraut

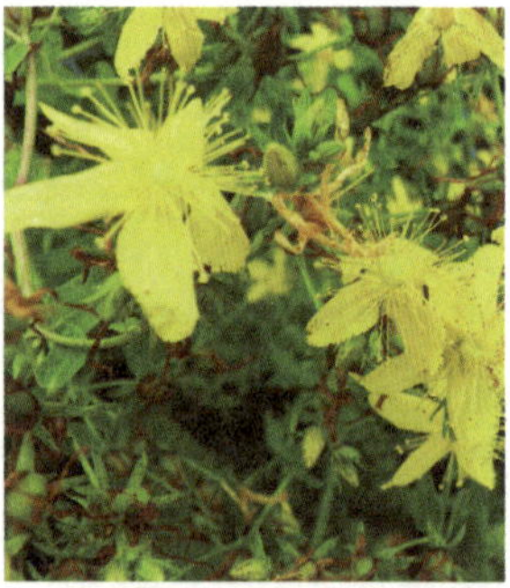

- Wenn bei einer Operation Nerven durchtrennt wurden
- Nervenquetschungen
- Beschwerden nach Intubation (Beatmung während Narkose)
- Zahnwurzelbehandlungen

Ipecacuanna – Brechwurzel

- Quälende, heftige Übelkeit und Neigung zum Erbrechen
- Beständige Übelkeit bei reiner Zunge

- Übelkeit während der Chemotherapie
- Flauheitsgefühl im Magen
- Die Übelkeit wird durch Erbrechen nicht besser
- Ekel vor Nahrung, selbst vor dem Geruch von Nahrung

Lachesis muta – Gift der Buschmeisterschlange

- Druckstelle, dunkelrote blutende Wunde
- Blauroter Rand
- Entzündung der Gebärmutterschleimhaut nach Ausschabung mit dunklem Blut und schmerzhaftem Bauch bei geringstem Druck
- Thrombose-Prophylaxe

Lapis albus – Kalksilikat

- Uterus- und Eierstockkarzinome

Mercurius corrosivus – Quecksilberverbindung

- Harnwegsinfekt mit heftigen, unerträglichen, krampfhaften Schmerzen, besonders nachts, keine Verbesserung nach dem
- Wasserlassen
- Der Urin ist schleimig und riecht übel
- Fieber, Nachtschweiße mit unangenehmem Geruch, Schwäche und Zittern

Mezereum – Seidelbast

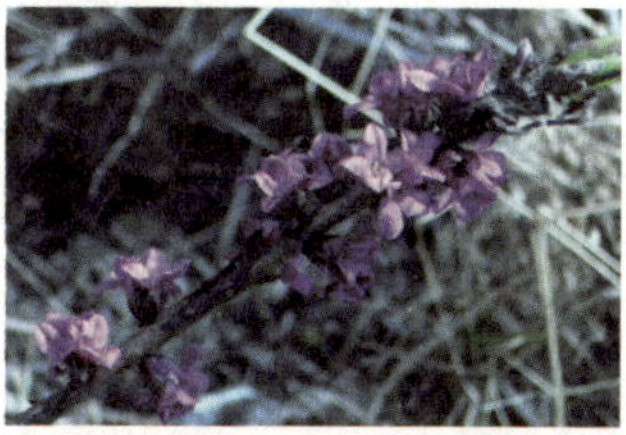

- Brennende Nervenschmerzen nach Gürtelrose
- Empfindlich gegen kalte Luft

- Äußeres Frösteln in Verbindung mit innerem Brennen
- Bläschen jucken heftig und brennen wie Feuer

Millefolium – Schafgarbe

- Bei Anämie nach Blutverlusten
- Bei Blutungen in Krebsfällen mit einer hellroten Blutung
- Nach OP am Penis
- Nach Ausschabung
- Nach Konisation

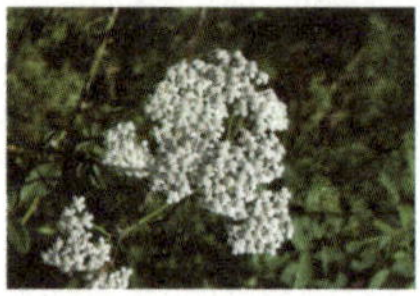

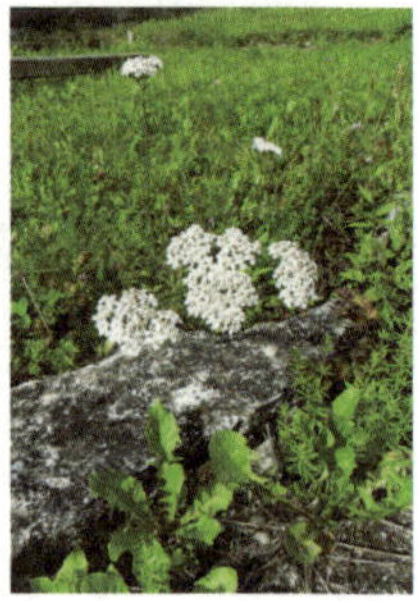

Natrium sulfuricum – Natriumsulfat

- Nach Operationen am Gehirn
- Nach schweren Kopfverletzungen
- Nach Schädel-Hirn Trauma

Nux vomica – Brechnuss

- Übelkeit mit und ohne Erbrechen nach dem Aufwachen aus der Narkose
- Während der Chemotherapie
- Benommenheit durch Schlaf-, Beruhigungs- und Narkosemittel
- Nux vomica fördert das Erbrechen, wonach sich die Patientin wohler fühlt
- Übelkeit, saurer Geschmack im Mund und Übelkeit nach dem
- Essen
- Gewicht und Schmerz im Magen
- Möchte erbrechen, kann aber nicht

- Fröstelig
- Empfindlich und überreizt
- Zystitis mit ständigem Drang und Entleerung kleiner Mengen
- Besserung durch Hitze, heißes Bad, insgesamt unterkühlt
- Pyelonephritis (Nierenbeckenentzündung)
- Nach zuviel Alkohol, Schlafmangel (durchfeierte Nächte)
- Gereizt, kann Licht, Lärm etc. schlecht ertragen

Opium – Papaver Somniferum – Schlafmohn

- Paralytischer Ileus (Darmlähmung) nach OP
- Hartnäckige Verstopfung, runde, harte, große Stuhlballen
- Kein Stuhldrang

Okoubaka – Okoubaka aubrevillei

- Entgiftend nach Antibiotika
- Entgiftend nach Schmerzmitteln
- Bei Pankreasschäden
- Magen-Darm-Katarrhe in den Tropen

Passiflora incarnata – Passionsblume

- Bei Anspannung, Angstzuständen und Schlaflosigkeit aufgrund der eigenen Erkrankung oder der eines Angehörigen

Phosphorus – Gelber Phosphor

- Beschwerden nach Narkose mit Schwindel und Verwirrtheit
- Schwindel, schlimmer beim Aufstehen
- Migräneartige Kopfschmerzen

- Übelkeit, Erbrechen
- Gebärmutterblutung mit hellrotem Blut, fast nie klumpig

Phytolacca – Kermesbeere

- Brüste hart und sehr empfindlich
- Brust hart, schmerzhaft und von purpurner Farbe
- Brustkrebs
- Brustabszesse
- Mastitis (Brustentzündung) schlimmer in der linken Brust
- Mastitis, Schmerz strahlt in den ganzen Körper aus
- Mastopathie (Schwellung) der Brust, schlimmer vor und während der Menstruation
- Knotige, empfindliche Brüste, schlimmer vor der Menstruation

Pulsatilla pratensis – Wiesenküchenschelle

- Harnwegsinfekte als Folge von Kälte und Nässe
- Gehäufter Harndrang mit krampfartigen Schmerzen, auch im Bereich von Damm und Oberschenkel
- Wiederkehrende Beschwerden, vor allem bei Patientinnen

Pyrogenium – Nosode

- Unangemessen hohe Pulsrate im Verhältnis zur Temperatur oder umgekehrt.
- Herzklopfen
- Ist sich des eigenen Herzschlags bewusst
- Große Ruhelosigkeit während des Fiebers

Radium bromatum – Radiumbromid

- Nach Bestrahlung
- Rheumatische Zustände nach einer Strahlentherapie
- Verschlimmerung nachts
- Besserung durch Bewegung
- Trockene brennende Hautausschläge
- Hautprobleme und arthritische Beschwerden nach Strahlenbehandlung

Rhus tox – Giftsumach

- Überbeanspruchte Druckstellen
- Gefühl wie zerschlagen
- Ruhelos

Sabalis serrulatae – Sägepalme

- Prostatabeschwerden
- Prostatavergrößerung

Sarsaparilla – Sarsaparillawurzel

- Schmerzen am Ende oder nach der Harnentleerung
- Brennen beim Urinieren
- Häufiger Harndrang, Pyelonephritis (Nierenbeckenentzündung)

Sepia – Tinte des Tintenfisches

- Übelkeit und Schwäche nach chemotherapeutischer Behandlung
- Übelkeit mit Schwäche und Ohnmachtsgefühl

Solidago Virga Aurea – Echte Goldrute

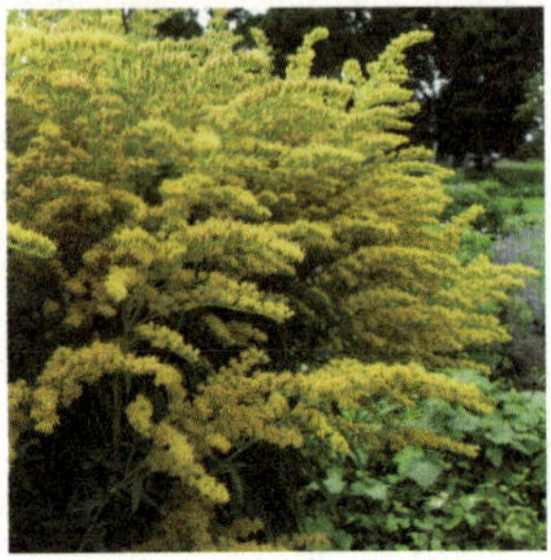

- Ununterbrochener Harndrang, unabhängig von der Miktion
- Verschlimmerung bei Wärme, im Bett, nachts
- Leichte Besserung in den Morgenstunden
- Solidago kann auch in Form von Tee oder in Form einer Urtinktur zusätzlich oder ausschließlich eingenommen werden.

Staphisagria – Stefanskörner

- Schnittwunden, Skalpell
- Stechende, brennende Schmerzen, wie von einem Messerstich
- Bei erschwertem, schmerzhaftem Wasserlassen, als Folge eines operativen Eingriffs, nach dem Einsatz eines Katheters oder nach einer Entbindung

Sticta pulmonaria – Lungenflechte

- Schlafstörungen nach OP, besonders nach Einrichten einer
- Knochenfraktur

Strontium carbonicum – Strontiumkarbonat

- Kälte, Schwäche und Erschöpfung nach OP
- Nach Operationen mit viel Blutverlust
- Schock nach Operationen

Sulfur – Schwefelblüte

- Zur Abwehrsteigerung, besonders nach Antibiotikagabe

- Zystitis (Harnwegsinfekt) vor allem beim Abklingen und bei schmerzhafter Nierengegend
- Bei Druck und beim Wasserlassen kommt es zu starken
- Schmerzen in der Harnröhre.

Symphytum officinale – Beinwell

- Bei Knochenmetastasen
- Operationen am Augapfel
- Zahnimplantate

Tabacum – Tabak

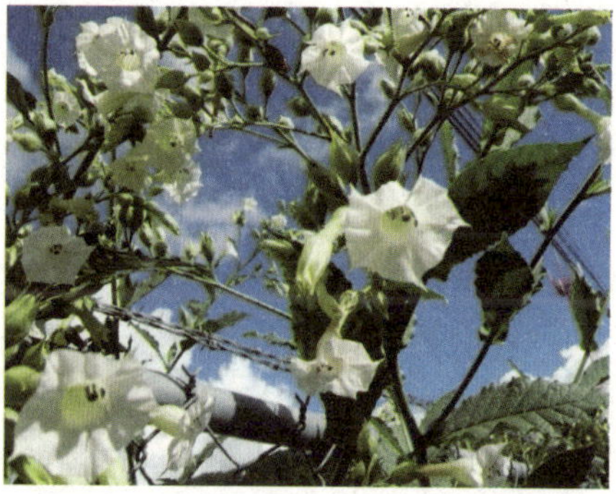

- Übelkeit während der Chemotherapie
- Starke Übelkeit mit und ohne Erbrechen
- Fühlt sich, als müsse sie sterben
- Ihr wird kalt, klamm, blass
- Kopfschmerzen mit elender Übelkeit
- Elende Übelkeit, herabsinkendes Gefühl im Magen
- Übelkeit mit oder ohne Erbrechen, was sie handlungsunfähig macht
- Schwindel, schlimmer durch Öffnen der Augen, besser im Freien
- Übelkeit, besser durch kühle Luft
- Seekrankheit

Terebinthina – Terpentin

- Brennende ziehende Schmerzen in den Nieren
- Brennen und Schmerzen beim Wasserlassen
- Urin spärlich, blutig dunkel und trüb, sieht wie Veilchen aus und riecht auch danach
- Heftiges Brennen und Schneiden in der Blase mit krampfartigen Schmerzen
- Bei einem Blasenkarzinom

Thlapsi Bursa pastoris – Hirtentäschelkraut

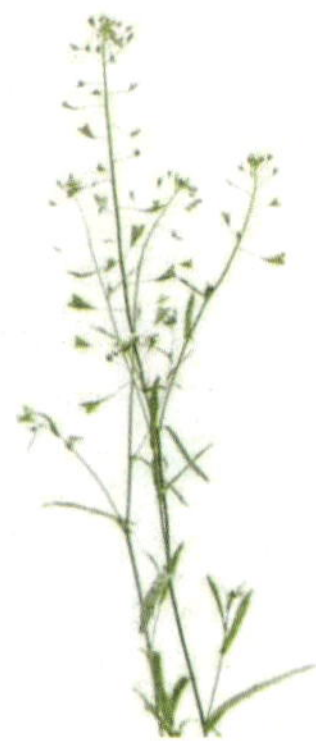

- Starke Uterusblutungen bis zur Anämie
- Uterusblutung mit Krämpfen und Abstoßen von Klumpen
- Chronische Harnwegsinfekte mit Blut im Urin
- Nach Ausschabung
- Nach gynäkologischen Operationen mit Blutungen
- Nach Blutverlusten durch gynäkologische OPs, durch Geburt

Taraxacum officinale – Löwenzahn

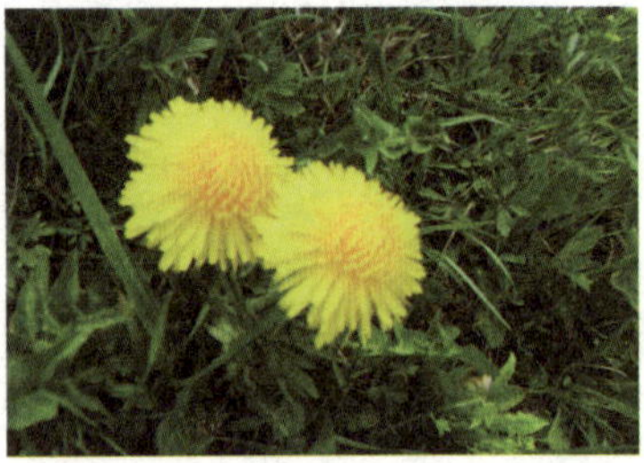

- Während der Chemotherapie zur Stärkung der Leber und der Niere
- Blähungen
- Gallensteine

- Leberschwäche, vergrößerte Leber
- Saurer bitterer Geschmack im Mund
- Zungen-Belag
- Kopfschmerzen durch Leberschwäche

Tropaeolum majus – Kapuzinerkresse

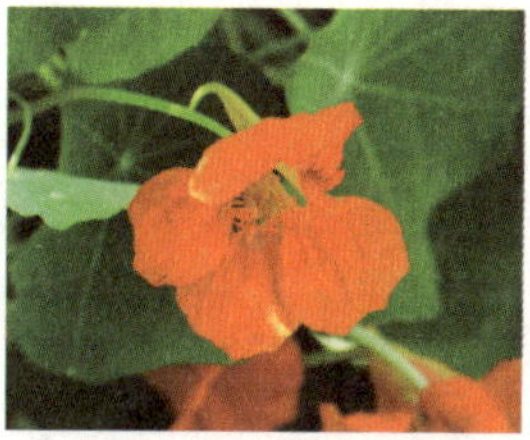

- Bei Darm- und Scheidenpilz
- Zur Abwehrsteigerung nach Antibiotika-Gaben

Urticaria urens – Brennessel

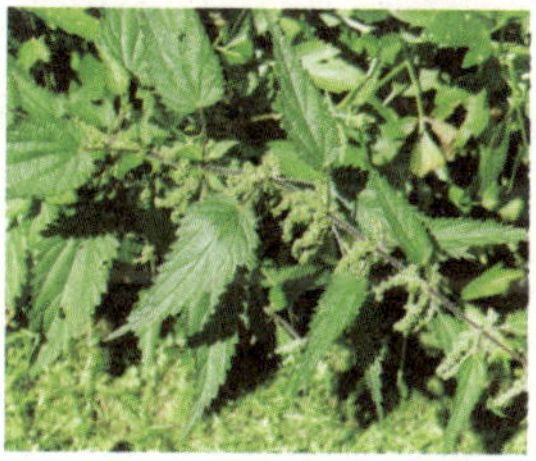

- Verbrennungen, besonders 1. und 2. Grades
- Brandschmerz, brennend und stechend
- Blasenbildung

Veratrum album – weißer Germer

- Schock, Kreislaufschock
- Gesicht blass, bläulich, eingesunken
- Übelkeit, starkes Frieren, eisige Kälte
- Unstillbarer Durst nach kalten Getränken
- Erbrechen und Durchfälle nach Schreck
- Völlige Entkräftung
- Besserung durch äußere Wärme

Viscum album – Mistel

Die Pflanze wurde bereits im Mittelalter als Heilmittel bei Epilepsie, Asthma, Rheuma und Krebs eingesetzt. Sie enthält u.a. den Wirkstoff Visotoxin. Das Viscotoxin wirkt bei äußerlicher Anwendung antitumorös. Viscine (Viscotoxin) kommt am reichlichsten im Mistelzweig auf Apfelbäumen vor. Deshalb verwenden die anthroposophischen Ärzte/Ärztinnen die auf Apfelbäumen wachsende Mistel.

Vipera berus – Gift der Kreuzotter

- Embolie mit Völlegefühl und Schmerzen im Bein
- Embolie mit dem Gefühl, als würde das Bein bersten, muss das Bein hochlagern
- Varizen und akute Phlebitis (Venenentzündung)

X-Ray – Röntgenbestrahlter Alkohol

- Haut und Schleimhautschädigungen

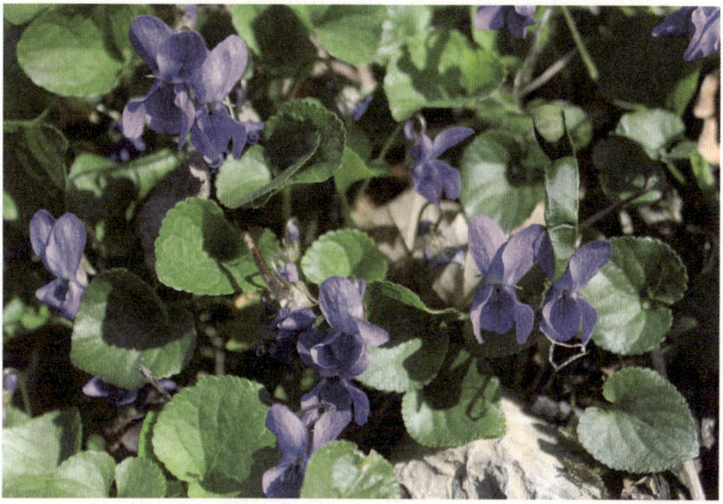

Veilchen

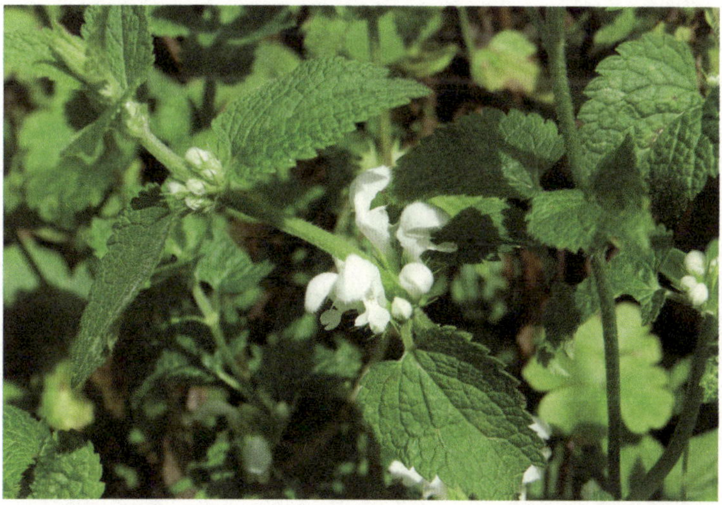

weiße Taubnessel

21. Verwendete Fachliteratur

Allen, H.C.,Leitsymptome wichtiger Mittel der homöopathischen Materia Medica, Ulrich Burgdorf Verlag, Göttingen, zweite erweiterte Auflage 1990

Aschenbrenner Eva, Die Kräuterapotheke GottesKosmos Verlag Stuttgart, erschienen 2004

Baur, Karl Friedrich, Memo Allgemeinmedizin, Enke Verlag Stuttgart 1992

Böllinger Josefa, Heilkraft aus dem Klostergarten, Kosmos Verlag Stuttgart, 1. Auflage 2007

Boericke William, Homöopathische Mittel und ihre Wirkungen, Verlag Grundlagen und Praxis, Leer/Ostfriesland, erschienen 1992

Chancrin E. u. a.: Homöopathische Erste Hilfe, über Barbara Hendrich, St Paul Straße 1 a, 8ooo München 2

Clarke, der Neue, Eine Enzyklopädie für den homöopathischen Praktiker, Verlag Dr. Grohmann GmbH, Enger, Neuauflage 1996

Ehret Barbara, Dr. med und Roepke-Bunscsak, Mirjam, Dr. med Frauen Körper Gesundheit Leben, das große Brigitte Buch der Frauenheilkunde, Diana Verlag, München 2008

Gawlik Willibald, Homöopathie in der Geriatrie, Hippokrates Verlag Stuttgart, erschienen 2001

Goerke Kay und Bazlen Ulrike, Pflege konkret Gynäkologische Geburtshilfe, Lehrbuch und Atlas für Pflegende und Hebammen, Gustav Fischer Verlag, Stuttgart, 1. Auflage 1998

Goldmann-Posch, Ursula und Martin Rita Rosa „Überlebensbuch

Brustkrebs. Die Anleitung zur aktiven Patientin. In Abstimmung mit international anerkannten Brustkrebs- Experten" Schattauer-Verlag Stuttgart, New York 2003, 2004, 2. aktualisierte Auflage

Graf Friedrich: Ganzheitliches Wohlbefinden- Homöopathie für Frauen, Verlag Herder Freiburg im Breisgau1994

Kalbermatten Roger und Hildegard, Pflanzliche Urtinkturen, Wesen und Anwendung, AT Verlag Baden und München, 5.überarbeitete und erweiterte Auflage 2011

Kalbermatten Roger: Wesen und Signatur der Heilpflanzen. Die Gestalt als Schlüssel zur Heilkraft der Pflanzen, AT Verlag Arau Schweiz, 6 Auflage , 2010

Keckstein Jörg, Herausgeber, Endometriose - Die Verkannte Frauenkrankheit, Diametric- Verlag Würzburg,1998, 3. Auflage 2002

Labode Yves: Gynäkologie und Homöopathik

Lathoud J. A., Materia Medica, O Verlag, Berg am Starnberger See erschienen 1985

Laue Birgit, Heilpflanzen für Frauen, Rowolt Taschenbuch Verlag, Hamburg erschienen 2005

Madejsky Margret, Lexikon der Frauenheilkräuter, AT Verlag München, erschienen 2008

Madejsky Margret, Alchemilla, eine ganzheitliche Kräuterheilkunde für Frauen, Goldmann Verlag München, erschienen 2000

Mayer J.G., Uehleke B., Saum K., Handbuch der Klostermedizin – Neues Wissen über die Wirkung der Heilpflanzen, Verlag Zabert Sandmann GmbH, München, 8. Auflage 2004

Mateu i Ratera, Manuel, Dr.med Erste Hilfe durch Homöopathie, Verlag Hahnemann Institut für homöopathische Dokumentation, 86926 Greifenberg, erschienen 2006

Morrison Roger,: Handbuch der homöopathischen Leitsymptome und Bestätigungssymptome, Kai Kröger Verlag, Gross Wittensee, 1. Auflage 1995

Morrison Roger, Dr. med, Handbuch der Pathologie zur homöopathischen Differentialdiagnose, Kai Kröger Verlag, Gross Wittensee, erschienen 1999

Murphy Robin, Klinische Materia Medica, 1400 homöopathische und pflanzliche Mittel, Narayana Verlag, 79400 Kandern,.1 Auflage 2008

Pareek, R.S. und **Pareek Alok, Doktores med.**: Krebs heilbar durch Homöopathie, Kai Kröger Verlag, Gross Wittensee, 1. Auflage 2007

Pareek, R.S. und Alok, Doktores. med Mitschriften bei einem Seminar in Agra/Indien, im Krankenhaus der Doktores **Pareek**, 2008

Phatak S.R: Homöopathische Arzneimittellehre, Burgdorfverlag Göttingen, 1998

Reis Stefan: Homöopathische Behandlung von Verletzungen van Bethem/u a: Krankenpflege zu Hause

Roy Ravi und Lage – Roy, Carola, Homöopathischer Ratgeber Nr. 2 und 13

Schlüren Erwin, Homöopathie in der Frauenheilkunde und Geburtshilfe, Haug Verlag, Heidelberg, 8. überarbeitete Auflage

Schroyens Frederik, 1001 kleine Arzneimittel, Hahnemann Institut für homöopathische Dokumentation, Greifenberg, 1995

Schroeyens Frederik, Synthesis Repertorium, Hahnemann Institut Greifenberg, erschienen1998

Stadelmann Ingeborg, Die Hebammensprechstunde, im Eigenverlag 87487 Ermengerst, 15 Auflage 2003

Stammel Heinz J : Die Apotheke Manitous- Das medizinische Wissen der Indianer und ihrer Heilpflanzen; Wunderlich Verlag

1-15 Tausend April bis November 1986, 16-21 Tausend Mai 1988 Copyright 1986 by Rowohlts Verlag GmbH, Printed in Germany

Stefanovic Aleksandar, Didaktische Materia Medica, Similimum Verlag, 53809 Rubbichteroth, erschienen 2011

Vornaburg Bruno, Natürlich gesund mit Heilpflanzen, AT Verlag Aarau/Schweiz, 6. Auflage 2004

Wacker Andreas, Heilpflanzen der Homöopathie, Kosmos Verlag Stuttgart, Erschienen 2008

Wiesenauer und Kerckhoff, Dr. med., Autoren, Artikel aus der Zeitschrift „Natur und Heilen „Nr. 6/2003 über Harnwegsinfekte

Zur Lippe, Adolf, Grundzüge und Charakteristische Symptome der homöopathischen Materia Medica, Burgdorf Verlag Göttingen, 3. Auflage 1996

Adressenverzeichnis

Bellis-Frauenschule für Homöopathie und Naturheilkunde
c/o Doris Braune,70378 Stuttgart, Scillawaldstrasse 75
Tel. 0711-5051423
info@bellis-frauenschule.de www.bellis-frauenschule.de

Doris Braune, Heilpraktikerin, Praxis für klassische Homöopathie
70378 Stuttgart, Scillawaldstrasse 75, Tel. 0711-5051423
info@homöopathie-praxis-braune.de
www.homöopathie-praxis-braune.de

FFGZ Stuttgart, Feministisches Frauengesundheitszentrum Stuttgart e. V.
70182 Stuttgart, Kernerstrasse 31, Tel. 0711-296356
ffgz.stuttgart@gmx.de www.ffgzstuttgart.de

Lachesis e. V. Berufsverband für Heilpraktikerinnen
Geschäftsstelle Renate Lodtka, Forellensteig 4,
14542 Werder/ Havel, Tel. 03327 668480, www.lachesis.de

Karin Brinkord, Heilpraktikerin und Mitlektorin dieses Ratgebers
www.naturheilpraxis-brinkord.de

Bundesverband der Frauengesundheitszentren
Kassler Straße 1 A, 60486 Frankfurt, Tel. 069 366092 17
www.frauengesundheitszentren.de

Feministisches Frauengesundheitszentrum Berlin e. V.
Bambergerstrasse 51, 10777 Berlin, Tel. 030/ 213 95 97
ffgzberlin@nafu.de www.ffgz.de

FrauenGesundheitsZentrum Bochum
44789 Bochum, Alsenstrasse 27, Tel. 0234 33 38 51 00
fgz.ruhrgebiet@gmx.de www.fgz.bo-alternativ.net

Frauengesundheitszentrum Bremen
Elsflether Str. 29, 28219 Bremen, Tel. 0421 - 3809747
www.fgz-bremen.de

Frauen- und Mädchengesundheitszentrum Medea
Prießnitzstr. 55, 01099 Dresden, Tel. 0351 - 8951209
www.medea-dresden.de

Feministisches Frauengesundheitszentrum Frankfurt
Kasseler Str. la, 60486 Frankfurt, Tel. 069 - 70 12 18
www.ffgz-frankfurt.de

Frauen- & Mädchen- GesundheitsZentrum e.V. Freiburg
Baslerstr.8, 79100 Freiburg, Tel. 0761 - 202 15 90
www.fmgz-freiburg.de

FrauenGesundheitsZentrum Göttingen
Groner Str.32 -33, 37073 Göttingen
Tel. 0551 - 8 45 30, www.FGZ-Goettingen.de

Frauen-und MädchenGesundheitsZentrum Region Hannover e.V.
Escherstr. 10, 30159 Hannover, Tel. 0511 - 300 45 46
www.fmgz-hannover.de

FrauenGesundheitsZentrum Heidelberg e.V.
Alte Eppelheimer Str. 38, 69115 Heidelberg
Tel. 06221 - 213 17,www.fgz-heidelberg.de

Feministisches Frauengesundheitszentrum Hagazussa
Roonstr. 92, 50674 Köln, Tel. 0221 - 23 40 47
www.frauengesundheitszentrum-koeln.de

Feministisches Kommunikationszentrum Aranat
Steinrader Weg 1, 23558 Lübeck, Tel.: 0451 - 408 28 50
www.aranat.de

FrauenGesundheitsZentrum München
Nymphenburger Str. 38, 80335 München, Tel. 089 - 129 11 95
www.fgz-muc.de

Frauengesundheitszentrum Nürnberg
Fürther Str. 154/ Rgb., 90429 Nürnberg,
Tel.: 0911 - 32 82 62,www.fen-net.de/fgz

Frauengesundheitszentrum Regensburg
Untere Bachgasse 12/14, 93047 Regensburg
Tel. 0941 - 816 44,www.fgz-regensburg.de

Frauengesundheitszentrum Sirona
Schiersteinerstr. 21 II, 65187 Wiesbaden
Tel. 0611 - 30 16 94,www.fgz-sirona.de

Weitere Adressen:

Gesellschaft für biologische Krebsabwehr e.V.
Postfach 102549, 69015 Heidelberg, Tel. 06221-138022
www.biokrebs.de

Fortbildungen in Homöopathie, homöopathische Literatur
Narayana -Verlag
Blumenstrasse 2, 79400 Kandern Telefon : 07626-9749700
www.narayana-verlag.de

Homöopathischer Arzneimittelhersteller
Gudjons-Apotheke, Wankelstrasse 1, 86391 Stadtbergen
www.gudjons-apotheke.de

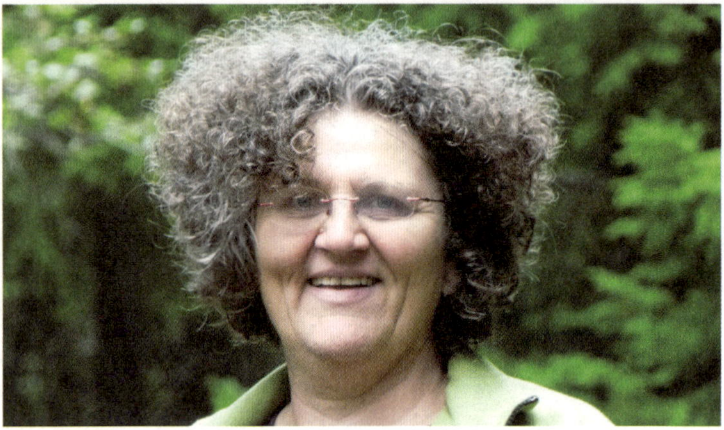

Doris Braune, Heilpraktikerin
Jahrgang 1955, verheiratet, 2 Kinder

Heilpraktikerin seit Anfang 1994

eigene Praxis für klassische Homöopathie seit 1996

Mitarbeiterin des Feministischen Frauengesundheitszentrums in Stuttgart seit 1995 **www.ffgzstuttgart.de**

Mitfrau im Berufsverband der Heilpraktikerinnen, Lachesis e.V. **www.lachesis.de**

Dozentin in vielen Einrichtungen der Erwachsenenbildung an Volkshochschulen, Familienbildungsstätten, der Frauenakademie Stuttgart, kirchlichen Trägern, dem Elternseminar in Stuttgart und anderen Einrichtungen der Erwachsenenbildung.

Seit 2009 Aufbau der Bellis-Frauenschule für Homöopathie und Naturheilkunde in Stuttgart **www.bellis-frauenschule.de**

Der Schwerpunkt meiner Praxistätigkeit liegt in der Behandlung gynäkologischer Erkrankungen, obwohl ich in den letzten Jahren auch viele Kinder und Männer zu meinen Patienten und Patientinnen zähle.

www.homöopathie-praxis-braune.de